植物力をくらしに活かす「緑の医学」

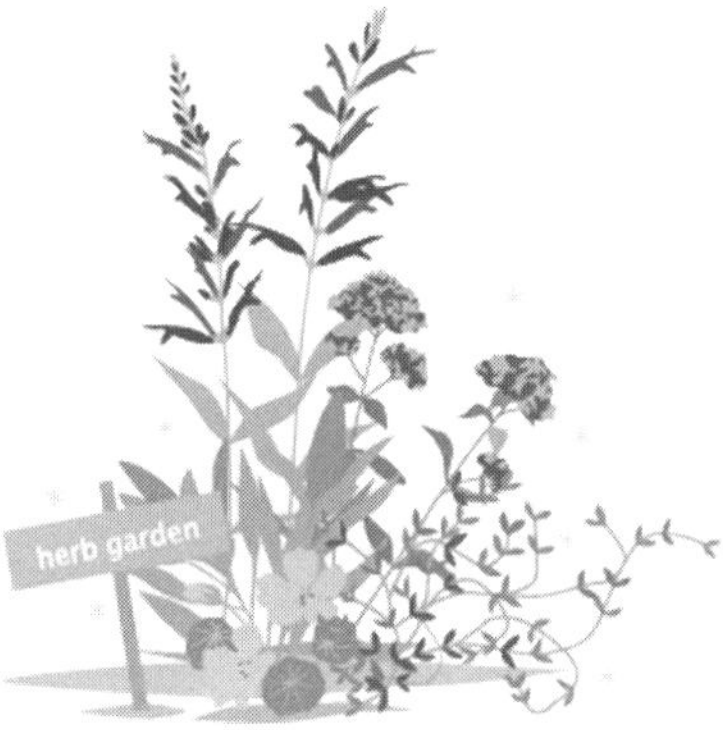

プロローグ

私は、メディカルハーブやアロマテラピーなどの関連商品を取り扱っているグリーンフラスコという会社を経営しています。

私たちは植物を美容や健康に役立てるため、「緑の医学」の考え方に基づいた植物療法を生活に取り入れやすいライフスタイルとして提案しており、おかげさまで、２０１５年12月に30周年を迎えます。

「緑の医学」とは、植物・ハーブの有効成分を活用して、私たちの持っている自然治癒力に働きかけ、心身の調和を取り戻すライフスタイルを言います。

何故「緑の医学」なのか、詳しくは本文に譲るとして、医薬品の原料でもあるハーブは、古来より世界各地で伝承されてきたナチュラルな緑の薬（自然薬）です。つまり、医薬品＝「白い薬」では得ることのできないハーブ＝「緑の薬」のやさしい自然の威力を一人でも多くの人に知っていただきたいというのが私たちの願いです。

思い起こせば、１９８５年に世田谷区瀬田に会社を立ち上げて以来、紆余曲折《うよきょくせつ》を経ながらもいろんな方々との出会いやご支援によって、ハーブ＆アロマの専門店として今日までやってくることができました。

今でこそ、ハーブやアロマセラピー（アロマテラピー）という言葉が広く一般の人たちに知られ、活用されるようになったことを思うと、まさに隔世の感があります。

もちろん、それだけハーブやアロマが日本人の暮らしに浸透してきたのは大変喜ばしいことです。

ところが、その反面で、実は今、植物療法や自然療法を基盤とする「緑の医学」は、絶滅の危機を迎えようとしている…そんな由々しき事態が進行している事実についてもぜひ読者の皆さんに知っていただきたいと思います。

その一例として、日本の薬学部では生薬の研究室は減りつつあり、また医学部の中で温泉療法の研究室もほとんどなくなり、現在、全国から温泉病院が消滅しつつあります。

さらに、米国で、自然のもの＝危険なものという思想に基づいた「食品安全近代化法」が成立し、そのことにより、従来型の「白い医学」一辺倒の流れは加速していくでしょう。

本書で詳しく御紹介していますが、大事なのは、環境分野において「生物多様性の保護」という考え方が重視されるように、医学の分野においても「医療の多様性」が保護されるべきだということです。

生物多様性が保護されることによってさまざまな生態系が維持され、それが地球環境の保全につながり、動物や人間にとっての持続可能性や循環型社会の基盤となる。それと同じように、さまざまな自然療法がある中で医療文化の多様性が守られてこそ、一人ひとりのクオリティ・オブ・ライフ（QOL・生活の質）の向上がはかられ、その人らしいホリスティックな健康観やライフスタイルが保持できるからです。ホリスティックな健康観とは、体や心の健康はもちろんのこと、さらに精神性や社会的な環境なども含んだ包括的な健康観です。

ホリスティックという言葉は、「全人的」「包括的」などと訳され、「ボディ・マインド・スピリット」「肉体・精神・環境」などと解釈されていますが、わかりやすいイメージとしては、本書のカバーにあるような「森」ではないかと思います。森は、生物多様性からなる自然界の一つのシステムだからです。下草から高木に至る多層で豊かな植物生態系を成す森は、草花と共に微生物や昆虫、コケやキノコ、鳥や小動物などが共存し、そうした多種多様ないのちが、水や空気、日光などによって支えられ、季節や自然の移り変わりと共に循環することで成り立っています。

このように、多様な生き物たちが密接につながりあって助けあい、環境変化に応じて自らの姿を微調整しながら生きている森は、それ自体がホリスティックないのちの場といえるでしょう。

それゆえ、森は、私たち人間に対して、「全体は部分の総和以上の可能性を秘めている」ことや、「個は全体のために、全体は個のために働くことによって多様性と秩序が保たれ、環境変化に応じて存続できる」といった法則性や大切さを、身をもって教えてくれている〝自然の先生〟だといえるのではないでしょうか。

であるならば、特に自然から学んでいる植物療法に関わる人は、専門分野に閉じこもることなく、まさに森の如く、社会環境的な視点に立って、価値を共有する人たちとのつながりを深めていく必要があると思います。

特に3・11東日本大震災、原発事故以降、従来の科学一辺倒の考え方に疑問が呈され、自然と共に生きる生き方や、人との絆といった〝つながり〟や〝関係性〟に関心が強まっています。

つまり、人や自然とのつながりを取り戻すことによって、より全人的な健康や生きがいが得られるということに人々が気づき始めた。これは、経済や物質的豊かさだけを追い求めてきたこれまでの生き方の見直しを迫る〝時代の要請〟とも解釈できるかもしれません。

このような時代背景を踏まえれば、植物療法や自然療法を含む「緑の医学」は、今後益々その価値が重んじられるようになるはずです。その意味でも私は、きちんとした植物療法を継続させることが弊社のミッションだと思っています。

そのためにはまず、ハーブに秘められた「みどりのチカラ」やその可能性を一人でも多くの人に知っていただくことが第一！

そして、本書でご紹介するような、自然に学び、自然を活かし、自然と共に生きる道を選択している人たちとのつながりを強め、読者の皆さんご自身が「グリーン潮流」の旗手になっていただきたい、というのが偽らざる私の本音です。

この本が、みどりのチカラの理解と自然と共生するハーバルライフの活用に役立つことができれば、とても嬉しく思います。

目次

Part 1

「白い医学」を補う
「緑の医学」の可能性

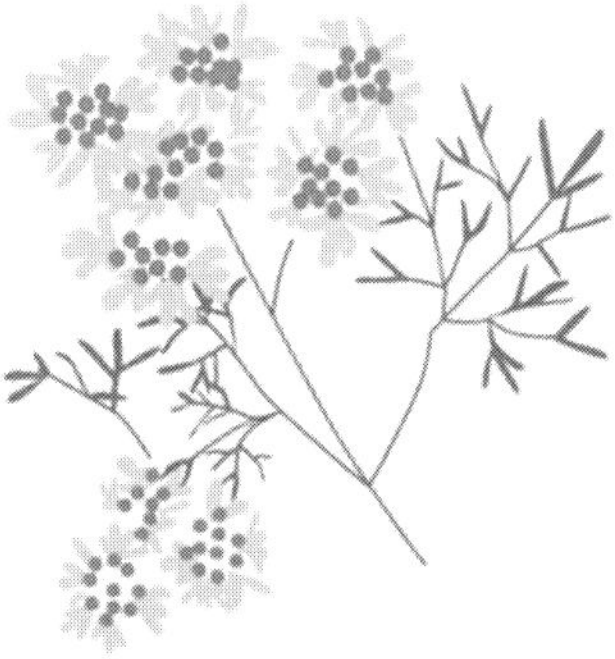

デジタル型の「白い医学」とオルタナティブな「緑の医学」

まずはここで、私のいう「緑の医学」とは何か？　について具体的に述べてみます。

「緑の…」という形容詞は、これまでの現代医学を白い医薬品に代表される「白い医学」として捉え、その短所や限界を補うべく、緑の植物を含む自然の力や自然治癒力を取り戻すためのホリスティックな医学・医療を見据えた言葉です。

そもそも「白い医学」は、戦時医学といわれるように、戦争で負傷した兵士を治療する目的で発展した歴史的経緯があるため、基本的には対症療法的な医療技術といえます。ようは、切ったはったといった機械部品を修理するような唯物的な発想です。

「白い医学」は、今でこそ先進諸国の主流となってはいるものの、人類史の長いスパンから見れば、数百年ほど前の短い間に登場したもので、他の科学技術と同じように万能ではなく、過信するにはリスクが大き過ぎます。

それに対して、「緑の医学」の基調となるハーブは、遥か太古の時代、人類が森に住んでいた頃から長期にわたって日常的に使用され、後世に引き継がれてきたもので、それだけ歴史的な検証を経ている植物であり、世界に共通する伝統文化です。

つまり、人類史から見れば、圧倒的に「緑の医学」の方が主流で、そこには信頼に足る経験則や智恵があるのです。

と同時に、「緑」という言葉には、極めて今日的な意味も含まれています。

緑・グリーンは、自然を象徴する言葉で、近年日本でも注目を集めている、緑の党やグリーン・エネルギー、グリーン・ツーリズムなどの言葉からもわかるように、その中にはオルタナティブという「既存のものに取って代わる新たなもの」という意味あいが含まれています。これは、自然資源や再生可能エネルギーを活かした循環型社会のイメージとも重なります。

このようなオルタナティブな志向を持つ「緑の医学」は、どちらか一方に偏りがちな人間の傾向を是正するバランス感覚、仏教的な表現を借りれば中庸《ちゅうよう》を重視します。

とりわけ、近代以降、科学技術だけが重視されるようになり、「おばあちゃんの知恵」的な民間療法でもあった伝統的なハーブ文化は隅に追いやられてきました。

しかし、長い目で見れば、科学技術はまだ人類史上の新参者であり、その恩恵がある一方で、常にリスクがつきまとうものです。その最たる例が3・11の福島第一原発事故で、甚大な被害をもたらした後、いまだに収束していないことからも、科学技術への過信が招いた結果であることは明らかです。

もちろん、科学という学問そのものに問題があるのではなく、何もかも科学で解決できるといった科学信仰や、自然のものに取って代われるという科学技術に対する過度の依存や過信が問題なのです。

医薬品一つとってみても、そのもととなるものは自然界がつくった植物の成分であって、本来、自然物にはかなわない。ですから、先生である自然から学ぶ姿勢が大事で、その自然のシステムや不可思議な働きを知るために科学的なモノサシを用いるべきではないでしょうか。

ようは、自然を重んじる態度と科学的な視点のバランス感覚が大事で、その両方を兼ね備えるべきではないかというのが「緑の医学」のスタンスです。

わかりやすく単純化すると、「白い医学」は、モノとしての側面を扱うデジタル的な医学。

「緑の医学」は、それだけではなくて、システム全体や相互作用を起こすアナログ的なものを含んだ、つながりに着目する関係性の医学であって、決して既存の医学を否定するものではありません。

とりわけ生命現象は、デジタルとアナログの両面から捉えることによってより全体像やメカニズムが正確につかめるし、デジタル機能もアナログ機能も、目的と用途によってそれぞれに特異性を持つと同時に相補的な関係にあるからです。

デジタル的な「白い医学」は、短期間に結果が出るため、物理化学的にも経済的にも評価がしやすい特徴がありますが、長期的な視点に立って全体をとらえる「緑の医学」はすぐに結果が出ない場合もあるため、長い目で評価する必要があります。

ではなぜ、「緑の医学」はつながりを重視するのか？

本来、生命活動や私たちの心や身体の働き、あるいは個人と個人の関係から家庭、社会、地球環境などはすべて有機的につながりあって存在していて、そのつながりが損なわれてしまった結果、さまざまなレベルにおいて歪みや病が生じているからです。

それを本来の健康な状態に導くために、つながりを取り戻す必要があるわけですが、いろんな要素が複雑に絡めば絡むほどデジタル的な発想やアプローチだけでは限界があります。それゆえに、システムの全体像をとらえたうえで、システムエラーの修復を促すために、潜在的な自然力を発動させる必要があります。

つまり、不調や病気もその場しのぎの対症療法だけでなく、生活習慣の改善や心のあり方を見つめ直すことによって、本人の免疫力や自然治癒力を高める総合的な場づくりが求められるのです。

このように、「緑の医学」は、バランスやつながりを取り戻すための医学であり、そのために、これまでのような、人がつくった薬（医薬品）や医療技術だけに過度に依存するのではなく、自然の力を見直して、本来つながりを維持している自然（天然）の素材をもっと積極的に癒しや予防に用いいようという提案でもあるのです。

私がこの「緑の医学」という言葉を使い出した当初、植物療法の関係者以外の方からもとても評判がよかったことから、かれこれ30年近くグリーンフラスコのコンセプトとして提唱してきたのですが、この言葉は、医療分野だけに限らない社会的な広がりを秘めているように感じています。

ハーブやアロマテラピーに対して、よりグローバルな視点から捉えられる人たちは、それらを単に対症療法や資格取得のための手段として捉えるのではなく、その本質を深く理解し、大きくいえばこれからの生き方や社会の方向性を指し示すようなイメージや期待を持ってくれているようなのです。

それは、この「緑の医学」という言葉のベースに、自然そのものが先生であり、人は自然にはかなわない、という自然観があるからかもしれません。

私自身、薬剤師としていろんな薬品を扱ってきましたが、どんなに人間が研究・開発した薬であっても、所詮それは単体の成分を抽出し、それらを化学的に合成したものであって、もともと自然界に存在しているハーブにはそれらが天然の状態で全体として含まれていて、人の手によってそれを超えるものをつくりだすことはできないのです。

これは、「全体は部分の寄せ集め以上の存在である」というホーリズムやシステム論の考え方にも通じますが、世界的な統合医療の先駆者であるアンドルー・ワイル博士の著作などによって、自然のハーブが持つホリスティックな働きを私自身が再認識できたことも、「緑の医学」というネーミングにつながっています。

どんなに人間が頑張ってみても、自然にはかなわない。

そのベースに立ったうえで、伝統的に用いられてきたハーブの中から、科学的にも効果・効能が明らかになったものを医療に用いることができれば、人にも地球にも優しい緑の医学の普及につながるのではないか、そんなふうに思ったわけです。

私が思うに、私たち人間が健康を維持・回復するために必要不可欠なもの、生命や元気の源としてなくてはならないものとは何かというと、それは「緑」と「水」につきるのではないでしょうか。

水の大切さについては、環境意識の高まりと共にさまざまな分野で注目されるようになり、また、緑に関しても森林保全や植樹活動などが広がりを見せています。

「緑の医学」を推奨する立場からすると、緑＝植物をさまざま面で暮らしの中に取り入れることで個人や家族の健康づくりに役立てるかが重要で、結果的にそれが社会の健康、ひいては地球環境の保全にもつながるのではないかと思います。

まずは足元から植物を育て、多様な用途で活用し、健康生活を送る。

その点、古来より私たちの生活に身近なハーブはとても有用性が高く、多様な魅力に満ちた存在といえます。そこで、30数年間にわたる私自身の体験や研究を踏まえて、ハーブの魅力を以下のようにまとめてみました。

私が実感しているハーブの魅力

◎森の恵みとしてのハーブ

・森の生態系の基盤となるいのちの生産者

植物は自然界におけるいのちの生産者であり、動物はそのいのちを食べて生きている消費者。これはエコロジーの基本で、植物たちが生態系の基盤をつくってくれているからこそ、私たち人間もその恩恵にあずかって生存できている――ハーブは目に見える形でそれを感じさせてくれます。

・森のエッセンスを媒介してくれるハーブ

私たちの祖先は、過去数万年に渡って森の中で暮らしていました。森は光合成による酸素供給の他、私たちの耳には聞こえない高周波や倍音など多様な自然の音を発したり、水の貯蔵や循環、エネルギーの交換などさまざまな働きを担っていて、ハーブはそのような多様な情報を媒介している森のエッセンス。ゆえに、私たちが衣食住を通じてハーブを生活に取り入れることによって、各種の栄養素やフィトケミカルなどの健康効果はもちろん、精神的なストレスを軽減してくれたり、五感を刺激し、原初の感覚（遺伝子や古い脳）を活性化してくれる働きがあると思います。

・各地の地域興しにつながる日本のハーブ

ハーブといえば本場ヨーロッパを連想しがちですが、日本にも多種多様なハーブ（薬草）が自生しています。しかし、案外、地元の人たちにとっては当たり前過ぎて、その稀少価値が認識されていないのが実情です。しかも、海外と比べて日本人の手仕事、薬草の加工技術は非常に高いものがあることから、今後、「和の精油」や「和のハーブ」は各地方の地域興しや輸出産業としての可能性を秘めています。

◎科学的な効果も確認されている自然薬

・自律神経や免疫系などの調整

各種のハーブや精油には、抗菌作用のほか、自律神経やホルモンの調整作用、免疫能を高める働き等々があることが確認されています。このことから、メディカルハーブは、感染症や生活習慣病の予防から心の癒しなどにも効果が期待でき、実際に世界各地の医療現場などで広く導入されています。

・生体リズムの調整機能

自然薬としてのハーブには、生体リズムを調整するなど、ケミカルな薬品にはない働きがあります。例えば、ある種のハーブにはメラトニンと呼ばれる非揮発性の成分が含まれていて、内服すると体内のメラトニンレベルを上げることが確認されています。メラトニンは脳内で分泌されるホルモンのような物質で、生体リズムを調整し、抑うつを解消する働きがありますが、セントジョンズワートはこのメラトニンの働きを調整します。また、ラベンダーにも、睡眠の時間と質を高める働きがあることが科学的にも明らかになっています。

・美容効果（デトックス、アンチエイジング）

ハーブの持つ抗酸化作用や解毒作用によって、美肌やアンチエイジング効果が期待できることから、新たな植物美容の分野が注目を浴びています（詳しくは後述）。

◎つながりを取り戻す媒体としてのハーブ

・心と体のつながりを取り戻す（心身の健康）

本来、心と身体は不可分ですが、今の医学は心と身体を分けて還元的に診断・治療するのが主流です。それに対して、ホリスティック医学や統合医療では心と身体をひとつながりで捉え、アプローチにおいても、メディカルハーブや植物療法を、統合的な観点から、心・身体・精神性にまで影響が及ぶ自然薬として用います。

・生産者と消費者をつなぐ（国内版フェアトレード）

これまでの日本は、経済優先、利益至上主義的な企業や社会体制のあり方によって、少数の大企業が富を独占し、大多数の庶民が豊かさを実感できない状態にあり、「白い医学」もそのシステムと軌を一にしていました。

しかしこれからの時代は、実質的に自由で公正な取引きによる富の分配が求められており、そのためには誰もが自立できる「緑の医学」などの自然資本主義や、それを支える「緑の社会」が望まれます。少ない資本や小さな仕組みから始められる植物主体のグリーン産業は、生産者と消費者がお互いに支えあうことによって、緑の社会づくりに貢献できる可能性を大いに秘めているのです（詳しくは後述）。

・地方と都市をつなぐ（社会の健康）

ハーブは、地方と都市住民をつなぐ有機的な媒体でもあります。緑という触媒を通じて相互交流を行うことによって、グリーン・ツーリズムやヘルスリゾート・メディスンなどといった社会的な取り組みも広がり、それによって個々人の健康だけでなく、地域社会全体の健康がもたらされ、本来の意味の公衆衛生が確立されます（詳しくは後述）。

このように、ハーブは多様な魅力に満ち溢れています。

私たちは、こうしたハーブの魅力を一人でも多くの人に知っていただき、ハーブをベースにした「緑の医学」を普及するために、主に次の3つの視点からさまざまな取り組みを行ってきました。

「緑の医学」を普及するための3つの視点

1．DIVERSITY：多様性を認める視点

・個人の体質や嗜好に応じた処方を可能にするため、ハーブや精油などの素材を数多く取り扱う。
・取扱商品はオリジナルブランドの商品だけでなく、信頼できる数種のブランドを取り揃える。

2．HOLISTIC：ホリスティック（全体的）な視点

・心と体、気や霊性に働きかけるハーブや精油、フラワーレメディーなどを幅広く取り扱う。
・動物に苦痛を与える動物実験を行う必要のないよう、安全な原料のみで作られた化粧品を取り扱う。

3．ECOLOGY：エコロジカルな視点

・発展途上国の生産者の経済的な自立を支援するため、フェアトレード（搾取のない公正な貿易）に取り組む。
・植物資源の乱伐に注意し、製品の包装を簡素化したり梱包材を再利用するなど、森林の保護に取り組む。

持続可能な社会に向けて動き始めた「グリーン潮流」

当然のことながら、このような「緑の医学」を一般に普及していくためには、医療分野の人たちだけでなく、垣根を越えた産・官・学のネットワークによる社会的な取り組みが必要です。

とはいうものの、従来のような経済至上主義的なやり方や単に新たなビジネスチャンスとして捉えるだけでは利益を得ることだけが先行され、ミイラ取りがミイラになりかねないので、まずは理念を共有する人たちによって、お互いの顔が見える協働的な小さな仕組みづくりから始めなくてはなりません。

まして現在、ハーブなどの家庭栽培が自由にできないような法律がアメリカで成立するなど、これまで以上に権力による締めつけが強まる危険性が増しています。

それだけに、本来誰もがその恩恵に与れるハーブという自然薬（＝緑の薬）を活用し、自分たちの健康は自分たちで守るという基本的な権利を、国民一人ひとりが死守する意識と行動が求められています。

このような視点に立って「緑の医学」の将来を見据えると、自然を範とし、自然に学び、自然を活かしきるという価値観に支えられた、持続可能な社会の構築につながる多岐にわたる取り組みがぜひとも必要であることがわかります。

いうならば、「緑の文明」に向けての市民主導の草の根的な取り組みです。実は、そうした動きは、政治や経済、科学や芸術、生活文化等々のさまざまな分野・領域で少しずつ起き始めており、それらを総称して「グリーン潮流」と呼びたいと思います。

グリーン潮流が現実の社会にしっかりと根付いてこそ、「緑の医学」も広く一般に浸透し、発展していけるのです。

というわけで、この本では、ハーブをベースにした「緑の医学」と、その下支えとなる緑の社会づくりとしての「グリーン潮流」の展望についても触れています。

なぜあえて、社会的な潮流を取り上げるかというと、よく指摘されるように日本は縦割り社会のため、分野横断的な視点や取り組みがなされにくく、それだけに、同じ理念やビジョンを持った人同士が専門分野を超えてつながりあっていく必要があるからです。

今、日本は、省益やセクショナリズムを超えて、さまざまな分野で自然の力を活用・再生しながら、精神的な豊かさを実感できる循環型社会づくりに大きく舵を切り替えないと、衰退の一途を辿ることは目に見えています。

今後、私たち一人ひとりが心身共に健康で、かつ健康的で持続可能な社会を築いていいくためにも、ぜひ「緑の医学」と「グリーン潮流」の取り組みに目を向けていただきたいと思います。

Part 2

ハーブ＆フィトテラピーの魅力

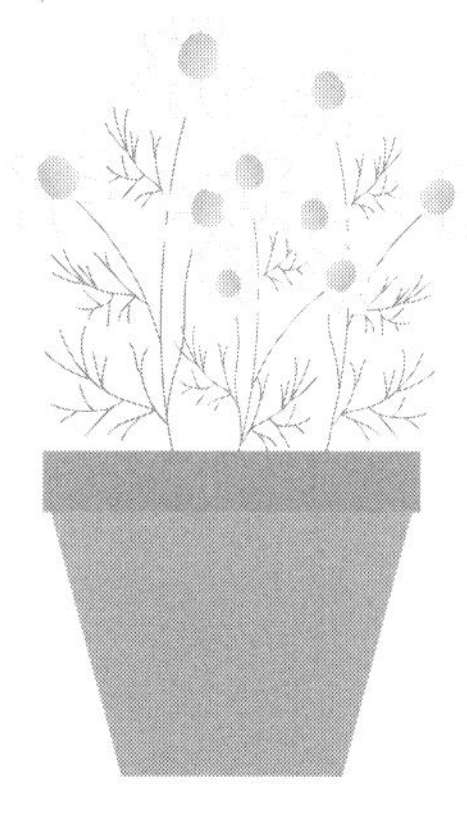

みどりのチカラをくらしに活かすフィトテラピー

さて、ここからは「緑の医学」の柱となるハーブやフィトテラピー（植物療法）の魅力についてご紹介したいと思います。

ハーブという言葉は、「薬草」「香草」などと訳されますが、ここでは、植物や野菜、スパイス、さらに薬効が科学的に確認されているメディカルハーブまでを含み、それらを用いるさまざまな自然療法をフィトテラピーと定義しておくことにします。

フィトテラピーの種類としては、主にメディカルハーブ（薬草療法）とアロマセラピー（芳香療法）の２つが代表的ですが、それ以外にも、バッチ博士の花療法（フラワーレメディ）、植樹やガーデニング（園芸療法）、また、最近話題のフィトケミカル栄養学なども含まれます。

こうしたみどりのチカラをヒトの健康や暮らしに役立てるのがフィトテラピーで、その魅力を一言で述べるなら、

第一に、個人のレベルでは、美容と健康の両方に有効・有用であり、学んだその日のうちから日常生活に役立てられるなどの実用性が高いこと、

第二に、社会的なレベルにおいても、活力ある社会を維持していくために重要な「医療」や「環境」分野における課題を乗り越えるヒントがあること、だと思います。

では順番に説明します。

まず第一の点に関して、ハーブやアロマセラピーが美容と健康に有効だというのはすでに多くの事例や研究結果からも明らかで、これまでの私の著書でもその効果・効能についてご紹介してきたのでここでは割愛させていただきますが、メディカルハーブの社会的な広がりについては、日本に比べてやはり本場の欧米の方が断然進んでいます。

例えば、イギリスではハーブ医学校があって医療ハーバリストが活躍していたり、ドイツでは、メディカルハーブのサプリメントの多くは医薬品として扱われており、またアメリカでも医療費の膨張抑制を目的としたDSHEA（栄養補助食品健康教育法）ができてサプリメントの効果・効能を謳《うた》えるようになったこともあって、誰でも気軽に入手できます。

このような背景には、そもそも近代医学の合成医薬品がハーブを原料としてつくられていることと、メディカルハーブの方が合成医薬品に比べて多様な有効成分を含むため、穏やかな効果が期待でき、且つ予防にも役立つ点などがあげられます。

つまり、近代医学の薬が単一成分なのに対して、メディカルハーブには非常に多くの成分が含まれていることから、一点集中ではなく、全身にバランスよく作用すると考えられているのです。

合成医薬品は、薬用植物に含まれている成分の中から有効なものだけを取り出し、さらにその成分と同じものを人工的に合成することで生まれたものです。ですから、洋の東西を問わず、古くから使用されてきたメディカルハーブに比べて極めて歴史が浅く、アスピリンでも１００年ほど。現在使われている薬にしてもたかだか30年から数年ほどの歴史しかありません。

それに対して、バジルやセージ、カモミールやラベンダー等々といったおなじみのメディカルハーブは何千年、何百年もの間、人々の暮らしの中に取り入れられ、さまざまな治療や予防に用いられ、それぞれの地域で永い間伝承されてきたことから、すでに歴史的な検証を得ていると言えるのです。

しかも、含まれている成分自体は医薬品に比べて少ないものの、それらが相乗効果を発揮するため、効果は確実である一方、副作用の心配がありません。

ようするに、今の薬はハーブとは全く異なるものですが、昔はハーブが薬だったわけです。

魔女は植物療法に長けたハーバリストだった！

とりわけ、中世ヨーロッパでは、「魔女」と呼ばれたような在野の女性たちがハーブを使った料理や治療法で人々を癒したり、またキリスト教の修道院などにおいてさかんに植物療法が行われていました。

日本で魔女と言うと、うす気味悪い存在として嫌われてきましたが、そもそも魔女というのは、薬草使いのおばあさんだったのです。よく、ホウキに乗っている魔女の姿が描かれますが、あのホウキは実はハーブの束をあらわしています。

大昔、現代のように医者も薬もなかった時代、人々は病気になると森の中に住んでいた薬草に詳しいおばあさんのところに相談に行き、そこでその人にあった薬草を処方してもらっていた。そして植物の力で病気が改善し、元気になるとその不思議さと喜びから、おばあさんの評判はどんどん広がっていきました。

そのように、名もないおばあさんたちが多くの庶民の病気を治しているうちに、当時のキリスト教会や医者たちが自分たちの権威が丸つぶれになることを恐れ、「魔女の取締まり法」をつくって、癒しの術を持つおばあさんたちを片っ端から「魔女」としてレッテルを貼って次々に抹殺してしまった……これがヨーロッパ全土に広がった魔女狩りです。

つまり、魔女とは植物療法に長けたハーバリストであり、現代のセラピストやヒーラーのような存在で、それまではハーブそのものが天燃の薬として用いられていたのです。

現在の薬学も「薬用植物学」がその起源で、ハーブという言葉自体は出てこないにしても、薬学の教科書にハッカやサフランなどのハーブが出てくるのもそのためです。

このように見ていくと、現在のメディカルハーブの広がりは、安心・安全な自然薬としてのハーブをもう一度見直そうという原点回帰的な潮流であることが伺えます。

その意味で、傍から見れば私は薬剤師を辞めてしまったように見えるかもしれませんが、元は薬剤師＝ハーバリストであったことを考えると、今も一貫してハーバリストの道を歩んでいるのだと自画自賛（!?）している次第です。

それはともかく、昔の魔女たちが薬草を使って多くの人の病を癒す手助けをしたように、現代においてもメディカルハーブをご自身やご家族の健康や美容に役立てていただきたいという思いから、グリーンフラスコでは店内に魔女の人形を飾ると共に、現代の薬草魔女について、次のように説明しています。

〈薬草魔女養成所〉

Q　魔女の乗り物は？

日本ではホウキに乗っていますが本当はハーブの束に乗っています。
なぜホウキになったかは不明です。

Q　魔女になるには資格が必要ですか？

いいえ。
その気になればどなたでもＯＫです。
ちなみに最近では男の魔女（?!）もそこそこ活躍しています。

Q　魔女は怖い存在では？

それは誤ったイメージです。

本来、魔女は民衆の味方であり、賢くてこころやさしい存在でした。

Q　では、なぜ悪者にされたのですか？

自然の英知に富んだ魔女は教会や医者など体制側にとっては邪魔な存在だったので悪者に仕立てあげられたのですね。

Q　魔女になるための修行の早道は？

ハーブを生活に取り入れ、直観に従うこと。
ただし感情的になることではありません。

つまり、そもそも魔女とは、自然に親しみ、自然の持つ力、自然のリズムを上手に生活にとりいれていたシャーマニックな女性のこと。そして、現代版の薬草魔女は、変化にさからわず、自然体で、自らの答えを持っている自立した女性。そんなイキイキ輝く女性達なのです。
もちろん、女性に限らず、そのような女性性を有した男性も含まれるので、広い意味では、自立したナチュラリストとも言えるかもしれません。

現代医療の問題点と自然療法に対するニーズの高まり

グリーンフラスコでも現代版の薬草魔女たちを招いてのセミナーを催したり、山梨県清里にあるキープ協会との共催で宿泊型環境教育プログラムなども開催していますが、そのような会の参加者の多くはまさに薬草魔女と呼ぶべき女性たちで、メディカルハーブを上手に衣・食・住に取り入れています。

その時々の体調や好みに応じてオリジナルのハーブティーを味わい、入浴や芳香浴に精油を用いたり、料理やスキンケア、お掃除にもハーブを用いる、また家で無農薬・有機栽培のハーブを育てるなど、フィトセラピーを健康と美容に役立てる。そんな人たちが増えているのは、自然志向や西洋医学の限界を補う自然療法に対するニーズともつながっているように思います。

西洋医学をすべて否定するわけではありませんが、薬害や副作用の問題、あるいは検査の基準値（正常値）を上から押し付けるようなやり方は、かつての魔女狩りのように、個人差を無視した画一的で権威主義的なシステムであり、本人の自然治癒力を高めるという本来の医療のあり方とは逆方向で、そのような今の医療体制に対する反発が根強いことも確かです。

一例をあげると、正常値と投薬について、次のような関係が問題視されています。

権威がある（とされる）学会がガイドラインを作る↓血圧やコレステロール値、お腹まわりなどが学会で定められた「正常値」（基準値）から外れた人に「予防」と称して薬が出される↓薬の副作用で病気になる↓一生、薬を飲まされ続ける↓結果的に薬を飲まなかった状態よりもさらに悪化することがある⁉

この点、ハーブは何千年もの間人体実験を続けてきたようなものなので、その意味で安全性が保証されているから安心して用いることができます。

また、ハーブの場合、医薬品と比べて効果が出るのが遅いのではと捉える向きも多いのですが、どんな症状に対してもすべてゆっくりとしか作用しないということではなく、マッチングがよければ、例えばすぐに熱が下がるものもあるので、ハーブだから効果が出るまで長くかかるということでもありません。

しかも、ハーブの知識は自分で学び、自分で手軽に実践できる点においても、医薬品に比べて依存性が低く、自立性が高いと言えます。

ハーブティーや芳香浴などは、ガイドブックなどで基礎を学んで実践していけば、自ずとできるようになりますし、精油やハーブなどの素材を混ぜたり、組み合わせたりしながらオリジナルなものを作れるようになると、どんどん楽しくなって日常化していくので、無理なく続けられるのです。

慣れてくれば、自分だけのブレンドのハーブティーを作るとか、自分だけのオリジナルの香りを作るとか、よりクリエイティブに実践していきたくなるものです。

薬草魔女に必須なフィトケミカル栄養学

そんな薬草魔女が、近頃、熱い視線を投げかけているのが、フィトケミカル栄養学です。ファイトケミカルとは、主に果物や野菜に含まれる栄養素以外の成分、すなわち機能性成分（植物化学成分）で、栄養学の世界では第7の栄養素として脚光を浴びており、食品の機能性研究の進歩によってフィトケミカルには驚くべき健康効果や美容効果があることがわかってきたのです。

食生活のあり方は時代によって大きく変わり、食糧不足だった「飢餓の時代」には生命を維持するため、とにかくカロリーを摂ることが必要でした。

ところが、現在ではむしろカロリーの摂り過ぎが問題となる「飽食の時代」を迎え、ローカロリー食が見直されるようになりました。

そんな中、1990年頃から活発になったわが国の食品の機能性の研究は、野菜や果物がカロリー源としてだけでなく、疾病の予防に役立つことを次々に明らかにしました。ようするに、私たちが毎日口にしている野菜や果物には、身体の老化（サビ）を防ぐ抗酸化機能や腸の機能改善、あるいは精神安定や認知症予防などといった、健康長寿のための有効成分が含まれていて、「病気を治すのも食事をするのも、生命を養い健康を保つという本質は同じである」という医（薬）食同源の思想が科学的にも正しいことが証明されたのです。

このように、フィトケミカル（植物化学）栄養学は、従来のカロリーを重視した栄養学ではなく、植物化学成分の抗酸化作用や機能性に着目した新しい栄養学です。

この領域は、メディカルハーブを学んだ人たちには取り組みやすい分野です。なぜなら、野菜や果物の機能性の本体である植物化学成分は、メディカルハーブに含まれるものと共通のものが多いためです。

つまり、メディカルハーブもフィトケミカル栄養学も、同じみどりのチカラを用いた健康長寿につながる生活術なのです。

というわけで、みどりのチカラの最前線であるフィトケミカル栄養学のポイントを以下にまとめましたので、ぜひご参照ください。

①注目を集める第7の栄養素

炭水化物・脂質・タンパク質はカロリー源となるため3大栄養素と呼ばれ、これにビタミンとミネラルを加えて5大栄養素と呼ばれます。さらに、ヒトでは消化・吸収されず、腸内環境を改善する利点を持つ食物繊維（ダイエタリー・ファイバー）が第6の栄養素とされ、食品の機能性の本体である植物化学成分は第7の栄養素と呼ばれ、生活習慣病や老化制御の切り札として注目を集めています。

なお、植物化学成分は、カロリーはゼロで摂取量も微量であるため、「微量非栄養素」とも呼ばれています。非栄養素の数は膨大なものになりますが、図1に示すように5つの大きなグループに分類することができます。

また、表1には野菜や果物に含まれる植物化学成分とその機能性をまとめて示します。例えば、ブロッコリーなどアブラナ科植物に含まれるイソチオシアネートの一種であるスルフォラファンはグルタチオン-S-トランスフェラーゼという解毒酵素を誘導し、デトックス効果をもたらします。なお、この働きはブロッコリーの成熟株よりも幼少株

図1. 食品に含まれる非栄養素の分類

- 非栄養素
  - ポリフェノール
    - フラボノール……クエルセチン(タマネギ)・ルチン(レモン)
    - イソフラボン……ゲニステイン(大豆)・ダイゼイン(大豆)
    - アントシアニン……デルフィニジン(ビルベリー)・ナスニン(ナス)
    - フエニルプロパノイド……カフェ酸(コーヒー)・クロロゲン酸(バナナ)
    - リグナン……アルクティイン(ゴボウ)・セサミン(ゴマ)
    - その他の芳香族化合……クルクミン(ウコン)
レスベラトロール(ブドウ)
  - 含硫化合物
    - 硫化アリル……アリシン(ニンニク)
    - グルコシノレート……シニグリン(ダイコン)
    - イソチオシアネート……スルフォラファン(ブロッコリー)
  - カロチノイド
    - β-カロチン(ニンジン)・リコピン(トマト)
    - キサントフィル類……ルテイン(ホウレンソウ)
クリプトキサンチン(ミカン)
ゼアキサンチン(トウモロコシ)
  - 多糖類
    - ベータグルカン(マイタケ)・フコイダン(海藻)
イヌリン(ダンディライオン)
  - テルペノイド
    - モノテルペン……リモネン(オレンジ)・シトラール(レモン)
    - セスキテルペン……カリオフィレン(クローブ)・フムレン(ホップ)
    - ジテルペン……カルノソール(セージ)・ロスマノール(ローズマリー)
    - トリテルペン……リモニン(オレンジ)
タラキサステロール(ダンディライオン)

＊精油成分はモノテルペンが多く、セスキテルペンやジテルペンの一部を含みます。
＊色素成分であるカロチノイドはテトラテルペンです。

表 1. 野菜や果物に含まれる植物化学成分と機能性

野菜・果物	分　類	植物化学成分	機能性
タマネギ	フラボノール	クエルセチン	抗酸化・発がん予防
ダイズ	イソフラボン	ゲニステイン	ホルモン分泌調節
ナス	アントシアニン	ナスニン	眼精疲労予防
ガーリック	硫化アリル	アリシン	血栓予防
ブロッコリー	イソチオシアネート	スルフォラファン	解毒酵素誘導
ニンジン	カロチノイド	β-カロチン	プロビタミンA
トマト	カロチノイド	リコピン	抗酸化・発がん予防
ホウレンソウ	カロチノイド	ルテイン	抗酸化・網膜保護
マイタケ	多糖類	ベータグルカン	発がん予防
ゴボウ	多糖類（オリゴ糖）	イヌリン	腸内環境改善
海藻	多糖類	アルギン酸	コレステロール調節
ユズ	モノテルペン	リモネン	血行促進・発がん予防
オレンジ	トリテルペン	リモニン	発がん予防
レモン	植物酸（果実酸）	クエン酸	疲労回復・整腸
トウガラシ	酸アミド	カプサイシン	脂肪燃焼

表 2. 野菜・果物の色素成分と機能性

色	植物化学成分	野菜・果物	機能性
赤	リコピン	トマト・スイカ・ピンクグレープフルーツ	抗酸化・発がん予防
橙	カロチン	ニンジン・ホウレンソウ・カボチャ	皮膚、粘膜の保護
黄	ルテイン	ホウレンソウ・カボチャ・ブロッコリー	黄斑症予防
緑	クロロフィル	ブロッコリー・ホウレンソウ・ピーマン	血液浄化・体質改善
紫	アントシアニン	ナス・紫イモ・紫キャベツ	視力保持

（発芽後3日目）の方が強いため、ブロッコリーのスプラウト（もやし）を食べると一層効果的です。

②野菜や果物のカラーによる分類と機能性

野菜や果物に含まれる植物化学成分には一般に色や味、香りをもつものが多く、私たちが五感を働かせることでその存在を知ることができます。ここでは、野菜や果物のカラー（色素成分）に着目してみましょう。私たちがサングラスをかけて紫外線を遮り目を守っているように、植物も色をまとって自らを紫外線による酸化傷害から守っているのです。したがって、一般に色の濃いものほど抗酸化作用が強いと言えます。

表2に野菜や果物の色素成分と機能性をまとめて示します。なお、β-カロチンやクリプトキサンチンなどのカロチノイド色素はヒトが摂取した際に体内でビタミンAに変換されるため、プロビタミンAと呼ばれます。

また、クロロフィル（葉緑素）はβ-カロチンやルテインなどのカロチノイド色素を常に伴っているため、一般に緑の濃い野菜はカロチノイド色素も豊富に含んでいます。ブロッコリーやホウレンソウ、ピーマンがその例です。

表2では色素成分を5つに分類していますが、各グループからひとつずつを選んで摂

取することで、多様な機能性成分をバランスよく摂取することができます。買い物をするときには、買物カゴになるべくいろいろな色の野菜を選んで購入するようにしましょう。

③季節や体調に応じた食材選び

野菜や果物の機能性を知ることで、季節や体調に応じた食材選びが可能になります。ここでは、冬に向けてカボチャとユズを取り上げます。ウリ科のカボチャはβ-カロチンを中心としたカロチノイド色素やビタミンCを豊富に含み、ビタミンEの含有量は野菜の中でもトップレベルを誇ります。ビタミンEは血液循環を促進し、体を温めると共にホルモン分泌を調整し、更年期の不定愁訴の改善に役立ちます。

また、カロチノイド色素は皮膚や粘膜を健やかに保ち、ビタミンCと協働してインフルエンザウイルスの侵入を防ぎます。カボチャの種子は油脂やフィトスチロール、それにセレンや亜鉛などの抗酸化ミネラルを豊富に含むことから、植物療法では膀胱炎・頻尿・過敏膀胱など泌尿器のトラブルに用います。

ミカン科のユズは酸味が強いので生食には適しませんが、果皮や果汁は薬味や風味づけに役立てられます。ユズの特徴は、レモンに比べてそれをしのぐ量のビタミンCやビ

表 3. 野菜や果物の栄養素の比較

（可食部 100g 当たりの含有量）

	カボチャ	キャベツ	タマネギ	トマト	ニンジン	ホウレンソウ
β-カロチン	3900	49	1	540	7700	4200
ビタミンE	4.9	0.1	0.1	0.9	0.5	2.1

	ユズ	イチゴ	オレンジ	ミカン	リンゴ	レモン
ビタミンC	150	62	60	35	4	100
ビタミンE	3.4	0.4	0.3	0.4	0.2	1.6

単位は β-カロチンが μg、ビタミンEとビタミンCはmg。

タミンEを含むことにあります。また、果皮を圧搾または蒸留して得た精油はその75％ほどをモノテルペン系炭化水素のリモネンが占め、血管を拡張し、血液循環を促進します。

こうしたことから、ユズの果汁のホットドリンクは冷え症の改善や風邪の予防に効果的です。カボチャやユズと他の野菜や果物との栄養素の比較を表3にまとめます。わが国では昔から冬至に柚子湯に入ってカボチャを食べるといった習慣がありますが、特に冷え症の女性やお年寄りにはおすすめしたいライフスタイルと言えます。こうした昔からの生活文化は、科学的に見ても理にかなったものであることがわかります。

健康の決め手は野菜や果物に含まれる抗酸化力

食品の機能性が疾病の予防や治療に臨床応用されるには、野菜や果物に含まれる多様な植物化学成分の相互作用や各成分の吸収・分布・代謝・排泄といった動態、それに加熱など調理による各成分や機能の変化など、まだまだ明らかにすべき課題がたくさん残されています。

こうした課題の解決には、従来の栄養・生化学的アプローチや薬理学的アプローチに加えてニュートリゲノミクス（栄養遺伝学）など、新たなアプローチによる解明が期待されています。

その一方で、アメリカでは野菜や果物そのものの抗酸化力を数値化し、すでに食品への表示が始まっています。

抗酸化力というのは、体内の酸化＝老化（サビ）を防ぐ働きで、今日多くの生活習慣病やストレスによる自律神経失調症などの原因が過剰な活性酸素であることがわかっていて、いかにこの活性酸素を除去するかが健康長寿のポイントとなります。

そこで、世界中でさまざまな抗酸化作用のある食品やサプリメントが生み出されており、日本でも抗酸化力の測定方法の標準化が進められ、近い将来、食品への表示が実現する予定です。

レストランのメニューでのカロリー表示は珍しくありませんが、今後は、料理ごとに抗酸化力（身体のサビ止め効果）を示した数値が並び、料理の選択に役立てられる日がもう少しでやって来る…。

そうなると、誰もが自分で〝食べる薬〟を選択でき、みどりのチカラをより実感することができるようになるに違いありません。

古くて新しい植物美容

さて、フィトケミカル栄養学という植物療法の新しい領域についてご紹介したところで、やはり植物療法の新しい取り組みの一つである、植物美容の可能性についてもお伝えしておきましょう。

ここでいう植物美容とは、植物が生合成した植物化学（フィトケミカル）成分がもつ抗酸化・抗糖化・抗炎症などの多様な機能の美容領域への応用をいいます。

欧米ではハーブの抽出物や精油を用いた化粧品の発売が相次ぐなど、植物美容が大きな注目を集めています。

従来、わが国においては、ヘチマコロンやスギナ水などに見られるように、ケミカルな化粧品が登場するまで、人々は身の回りの植物を用いて肌の状態を整えてきました。最近の植物性化粧品は、単にこうした伝統への回帰ではなく、植物化学成分の機能性や経皮吸収を考えた製剤設計など、新たな知見をもとにデザインされているところに特徴があります。

ここで注目すべきことは、植物療法が単一成分ではなく複合成分（粗抽出物）を用いるのと同じように、植物性化粧品も多様な成分の相乗効果を生かすことで有効性と安全性を高いレベルでバランスさせ、シミ・シワの改善や育毛といった高度な顧客の要求に応えていることです。ようするに、伝統的な智恵に科学的な知見と技術が加わることによって、よりクオリティの高い植物由来の化粧品がつくられるようになったのです。

植物化学成分にはさまざまな美容効果が期待できます。

植物化学成分のうち、フラボノイドやポリフェノール類などは強力な抗酸化作用をもつため、紫外線などの肌ストレスから生じる活性酸素が引き起こすシミやシワを防ぎます。シミやソバカスなどの色素沈着は、細胞の酸化のみならず糖化によっても生じますが、植物化学成分は生体内のタンパク質と糖との非酵素的な反応によって生じるAGE（最終糖化産物）の生成を抑える働きがあるのです。

また、ポリフェノール類は、ヒスタミン遊離の抑制やリポキシゲナーゼ阻害、シクロオキシゲナーゼ阻害などにより炎症体質の改善、つまりニキビや吹き出物などの防止に役立ちます。

この他、タンニン類は、収れん作用をもつため皮脂や汗の分泌を調整し、精油や植物酸は皮膚のフローラ（細菌叢）のバランスやPHの調整に役立ちます。また、フィトエストロゲンは肌の潤いを保持し、コラーゲン生成によりシワの改善に役立ちます。なお、最近では植物化学成分によるコラーゲン合成の促進やコラゲナーゼ（コラーゲン分解酵素）の阻害などの機能性が報告されています。コラーゲンやエラスチンなどは巨大分子であるため経皮吸収させることはできません。そこで、活性成分を送り込んで治癒力を賦活させようというわけです。

植物性化粧品は2つのルートで美容効果をもたらします。ひとつは芳香効果であり、もうひとつは植物化学成分による皮膚の細胞への直接的な効果です。

一例をあげると、ジャーマンカモミールにはα-ビサボロールやカマズレンを含む精油やアピゲニンやルテオリンなどのフラボノイドが含まれています。カマズレンは消炎作用を発揮し、α-ビサボロールは細胞内のサイクリックAMPレベルを低下させることによってメラニンの形成を阻害します。

また、アピゲニンやルテオリンなどのフラボノイドは活性酸素を消去し、細胞を酸化傷害から守ります。薬理学のセオリーでは同一メカニズム同志の作用は相加作用（1+1=2）ですが、異なったメカニズム同志の作用では相乗作用（1+1が2以上）が得られることがわかっています。

なお、精油成分は脂溶性で分子量が300程度なので経皮吸収されますが、アピゲニンやルテオリンなどのフラボノイドもヒト皮膚浸透試験によって、単に皮膚表面に吸収されるだけでなく、さらに深い皮膚層に浸透することが確認されています。炎症などで角質がない場合には、成分の吸収はより容易になります。

各種ハーブにはこんな美容効果がある

シミやシワの予防など美容効果をもつハーブは、決して特別なハーブではなく、皆さんにおなじみのハーブです。ここでは比較的手軽に入手しやすい6種をご紹介します。

①ジャーマンカモミール

カマズレンなどの精油成分やフラボノイドが消炎・鎮静作用を発揮し、肌のトラブルを鎮めます。また、ジャーマンカモミールのエキスはメラニン色素の生成を促すケラチノサイトからの情報伝達物質であるエンドセリンの活性を抑制し、美白効果をもたらします。

②ダンディライオン

ダンディライオンの根（いわゆるタンポポコーヒー）を内服することで、根に含まれるイヌリンがプレバイオティクスとして作用し、腸内環境を改善してアレルギーやニキビ、吹き出物を防ぎます。また、イヌリンはインシュリン感受性の改善にも役立ち、糖化反応による色素沈着を防ぎます。

③ラズベリーリーフ

ラズベリーの葉は抗酸化能の指標であるＯＲＡＣ値が高いことで知られます。また、含有成分のエラグ酸はキレート作用によりチロシナーゼの活性中心である銅イオンを不活化し、美白作用をもたらします。エラグ酸は水やエタノールに難溶なので、葉を丸ごと食べてしまうと良いでしょう。

④マルベリー

糖分を摂取する前に服用することで、ＤＮＪ（デオキシノジリマイシン）が糖の吸収を抑制し、糖化反応を防ぎます。また、含有成分のクワノンはチロシナーゼを阻害して美白効果をもたらします。マルベリーに多く含まれるクロロフィル（葉緑素）は内用で解毒を促し、パックなど外用では整肌効果をもたらします。

⑤リンデン

ファルネソールを含む精油やフラボノイドが鎮静効果をもたらします。外用で用いるとアラビノガラクタンなどの粘液性多糖類を３〜10％、タンニンを２％ほど含むため、エモリエント（柔軟化）作用と共に緩和な収れん作用をもたらし、肌の状態を整えます。

⑥ローズヒップ

ローズヒップには美白成分であるビタミンＣ（アスコルビン酸）が１％ほど含まれます。ビタミンＣはコラーゲン合成にも必要なのでローズヒップはシミ・シワの予防に役立ちます。ローズヒップに含まれるカロチノイド色素やビタミンＥは、皮膚を酸化傷害から守りますが、脂溶性であるため粉砕して丸ごと摂ると良いでしょう。シミやシワなどに用

表 4.　シミや色素沈着に用いられるハーブや精油

種類	主要成分	作用機序
ジャーマンカモミール	エキス	エンドセリン抑制
ローズヒップ	ビタミンC	抗酸化
ヒース	アルブチン	チロシナーゼ阻害
マルベリー	クワノン	チロシナーゼ阻害
ハイビスカス	植物酸	角質溶解
ローズマリー	カルノシン酸	抗酸化・チロシナーゼ阻害
ラズベリーリーフ	エラグ酸	チロシナーゼ阻害・キレート効果
アンジェリカ精油	アンゲリカラクトン	抗酸化
レモン精油	シトラール	抗酸化

＊アンジェリカ精油やレモン精油は光毒性のリスクがあるので、夜間に使用すると良い。

表 5.　シワや肌の弾力不足に用いられるハーブや精油

種類	主要成分	作用機序
ローズヒップ	ビタミンC	抗酸化・コラーゲン生成
エルダーフラワー	フラボノイド	毛細血管保護
スギナ	ケイ素	結合組織強化
チェストベリー	フラボノイドなど	コラーゲン合成促進
ホーソン	OPC	コラゲナーゼ阻害・ エラスターゼ阻害
ネロリ精油	ネロリドール・ゲラニオール	細胞修復・消炎
ローズ精油	シトロネロール・ゲラニオール	細胞修復・消炎
マカデミアナッツ油	POA	毛細血管保護・抗糖化
小麦胚芽油	ビタミンE	抗酸化・血行促進

OPC＝オリゴメリックプロアントシアニジン　　POA＝パルミトオレイン酸

いるハーブや精油を表4と表5に示します。

インナー&アウターの両面からの美しさ

実際の植物性化粧品の設計においては、使用目的や使用部位に応じて機能性成分の抽出方法や最適な基剤を選択し、化粧水やローション、ジェルやパック、バーム（軟膏）などの形に製剤します。

ですから、ユーザーにとって、その人の肌質や肌の状態に応じて最適な方法でより効果的な使い方ができ、心地よい使用感や満足感が得られやすいといえるでしょう。

さらに加えて、美容には心の状態や食生活が影響を与えることが科学的にも明らかになってきていることから、これらは「内面美容」や「ホリスティックビューティー」といった言葉で表されます。

言い換えれば、インナービューティー（内面）とアウタービューティー（外面）の両面の美が不可分で、その両面が揃ってホリスティックな美しさがもたらされるということです。

その点、植物美容は、単に植物性化粧品を用いるだけではなく、アロマの力によって心身の安定をはかったり、抗酸化能の強い野菜・果物を摂取するなど、こうしたニーズにも応えるものです。

さらに、社会的な視点も大事です。

欧州でのＲＥＡＣＨ（化学物質管理規則）による規制などからも予想できるように、今後は化粧品においても、ケミカルなものからよりナチュラルなものへの流れを強めるものと思われます。

現在はオーガニックが時代のキーワードで、日本でもオーガニックコスメが話題になっていますが、これからはフェアトレードなど、その製品や企業のエシックス（倫理）が問われるようになるでしょう。

つまり、自分だけの美容や健康だけでなく、自然との調和や社会とのつながりまでを視野に入れた商品選択が求められる…。どの化粧品を使うかでその人の価値観や生き方が映し出される、逆に言うと化粧品の選択がライフスタイルの表現となる時代がやってきたのです。

とするならば、ナチュラルな志向をもつ現代魔女、緑の魔女にとっては、伝統と科学を融合し、かつ自然や社会とのつながりまでをも考慮した植物美容との相性がピッタリなのではないでしょうか？

Part 3

ホリスティックな生き方につながる「緑の医学」

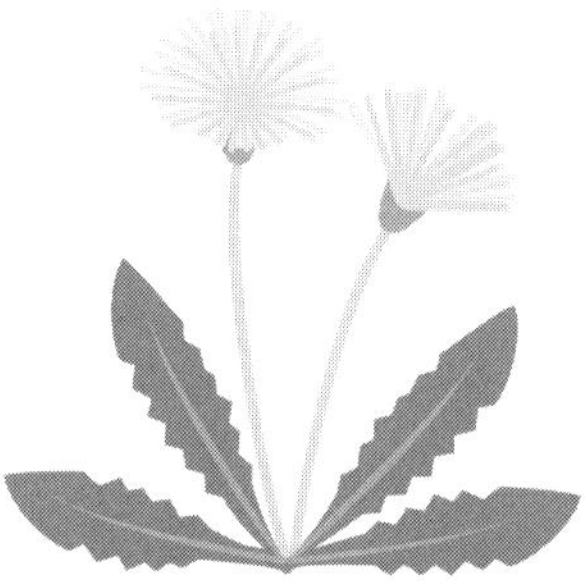

これからの時代に求められるホリスティック医学

このパートでは、私が「緑の医学」と呼んでいる植物療法が、これからの時代に求められるホリスティックで統合的な医療に欠かせないものであるという点について述べてみたいと思います。

そこで、まずホリスティックという概念について説明しておきましょう。

この言葉は、日本ではまだそれほどなじみがありませんが、欧米などではオルタナティブやニューエイジなどの言葉と連動する形で浸透しており、ＮＰＯ法人日本ホリスティック医学協会では、ホリスティックについて次のように説明しています。

Holistic という言葉は、もともとホーリズム（holism）の形容詞から生まれました。

ギリシャ語のholos（全体）を語源としていて、そこから派生した言葉にwhole, heal, holy, health…などがあり、健康（health）という言葉自体がもともと『全体』に根ざしています。

現在、「ホリスティック」という言葉は、「全体」「関連」「つながり」「バランス」といった意味をすべて包含した言葉として解釈されています。的確な訳語がないため、そのまま「ホリスティック」という言葉が使われていますが、意味する内容は決して新しく輸入された考えではなく、もともと東洋に根づいていた包括的な考え方に近いものといえます。

人間の生を「いのちの営み」として、ありのまま全体を見つめ、限界や欠如も含めて尊重する姿勢がホリスティックであり、ホリスティック医学をひと言でいうならば、人間をまるごと全体的にみる医学といえます。健康や癒しとは本来、身体だけでなく目に見えない精神・霊性も含めた人間の全体性と深く関係があります。これは、病気だけに限定されるものではなく、人生の中の生老病死というステージを考え、病を癒していくなかに関連する、あらゆる分野の「癒し」も大切に考えるということです。

したがって、ホリスティックな健康とは、「病気でない状態が健康である」という否定的な定義や「血液や尿や細胞組織の検査結果が正常値の範囲以内であれば健康である」という消極的な定義ではありません。

『精神・身体・環境がほどよく調和し、与えられている条件において最良のクオリティ・オブ・ライフ（生の質）を得ている状態』を健康と考える、より積極的な状態のことです。

心や身体だけでなく、精神性や生活環境までを含んだまるごとの人間をみる視点。

このような包括的な健康観が求められる背景としては、従来の機械論的な人間観や要素還元主義に基づく近代西洋医学一辺倒な現代医学に対しての疑問や反省があります。

とりわけ、日本人は先進国平均の2倍以上も病院に行っているというデータがある一方で、がんになる割合が今や2人に1人に近づくなど、医学の進歩と国民の健康長寿は必ずしも一致しておらず、近藤誠氏による『医者に殺されない47の心得』（アスコム）という本がベストセラーになるなど、現代医学のあり方に対して疑問を呈する医療従事者も増えてきているのは、皆さんご承知のとおりです。

同書では医者を40年やってきた著者が、自信をもって言えるのは「病院によく行く人ほど、薬や治療で命を縮めやすい」ことだと述べ、医療や薬を遠ざけ、元気に長生きする方法を解説しており、この点が説得力をもって読者の好評を得ているのでしょう。

現実的な問題として、医者にかかればかかるほど検査が増えて「異常」が見つかり、たくさんの薬を大量に飲まされたりやみくもに手術をするハメになるのは、病院依存の患者サイドの問題もさることながら、医療を提供する側や現在の医療システムに大いに問題があるのは確かでしょう。

西洋医学のここに問題あり！

わかりやすくいうと、近代西洋医学（現代医学）は次のような問題を抱えているといえます。

現代医学は伝染病の時代や戦時に発展したことから、客観性、再現性、画一性などの唯物論的な価値観や考え方に基づいており、人間を精密な機械と見なして、特定の症状に対し標準的な治療や処方を施すことだけに専念し、病人そのものに対する眼差しよりもいかに病気を攻撃し排除するかといった、いわば機械部品の修理や交換的な発想でやってきました。

そのため、患者を取りまくさまざまな要因や関係性に着目したり、包括的なアプローチを施すといったことがおろそかになって対症療法に終始し、かつまた医療が各専門領域に細分化されるにともなって、患者不在の専門医へのお任せ医療になってしまいました。

しかし、人間は物ではなく、各臓器がバラバラに機能しているわけでもありません。また患者も単に延命だけを求めているのではなく、生活の質（QOL）の向上を望む存在でもあることから、機械を修理する発想では本当の健康は得にくいことがさまざま面で明らかになってきました。

それと共に、現代医学への過信や依存から、かえって患者自身の生きる意欲や自然治癒力を低下させてしまう恐れがあることも指摘されるようになってきました。

そもそも、心と身体は切り離すことはできないし、信念や生きがいなどといった精神性も健康生活には不可欠なもの。さらに、個々人が生きてきた歴史や内的・外的環境などと相互作用を起こしながら健康を維持したり、病気になったりしているのです。

そのように、ボディ・マインド・スピリットの総体としての人間存在を考えた時、そこにはいのちの多様性や相関関係といったつながりに視点を置いた、有機的で包括的な健康観や治療観が必要になってくる――。

ようするに、医療を受ける側も医療を提供する側も、現代医学の考え方や方法論に限界があることを認め、それを補えるような、より包括的な医学・医療を模索しはじめた。

こうした背景を受けて、主に欧米などを中心にホリスティック医学を提唱する人々が登場するようになってきたのです。

その牽引者《けんいん》でもあるアメリカのアンドルー・ワイル氏は、著書『癒す心、治る力』（角川文庫）において、現代医学から出発して薬草からシャーマニズムまで、人が治るメカニズムを究めた自らの体験をもとに実際の治癒例と処方を具体的に記し、世界的ベストセラーとなりました。

そして、今から27年ほど前、日本でもワイル博士の考え方に共鳴した人々が集まって、1987年に日本ホリスティック医学協会が発足したのです。

というわけで、ここで再度、同協会によるホリスティック医学についての定義を引用しておきます。

1. ホリスティック（全的）な健康観に立脚する

人間を「体・心・気・霊性」等の有機的統合体ととらえ、社会・自然・宇宙との調和にもとづく包括的、全体的な健康観に立脚する。

2. 自然治癒力を癒しの原点におく

生命が本来、自らのものとしてもっている「自然治癒力」を癒しの原点におき、この自然治癒力を高め、増強することを治療の基本とする。

3. 患者が自ら癒し、治療者は援助する

病気を癒す中心は患者であり、治療者はあくまでも援助者である。治療よりも養生、他者療法よりも自己療法が基本であり、ライフスタイルを改善して患者自身が「自ら癒す」姿勢が治療の基本となる。

4. 様々な治療法を選択・統合し、最も適切な治療を行う

西洋医学の利点を生かしながら中国医学やインド医学など各国の伝統医学、心理療法、自然療法、栄養療法、手技療法、運動療法、などの各種代替療法を総合的、体系的に選択・統合し、最も適切な治療を行う。

5. 病の深い意味に気づき自己実現をめざす

病気や障害、老い、死といったものを単に否定的にとらえるのでなく、むしろその深い意味に気づき、生と死のプロセスの中で、より深い充足感のある自己実現をたえずめざしていく。

ホリスティック医学の理念と通じる「緑の医学」

このようなホリスティックな考え方は、多様性や相関性という言葉に集約できることからもわかるように、本来つながりがあったもの同士のバランスを回復させるものであり、ホリスティック医学と「緑の医学」はその基本理念において共通しています。

それは、個々の能力や特性を活かしつつ、全体として調和的に機能するということです。

野球に例えると、いくら腕がいいピッチャーがいたとしても、ピッチャーだけで試合はできません。9人の力がそれぞれに発揮され、かつ全員のチームワーク、つまり全体のつながりがうまくできてはじめて試合で全力を出しきれる。

そのように、個々の力と全体のチームワークによってシナジー効果が生まれ、総合的な力が発揮できるのです。

これは、「全体は部分の総和以上の働きをもつ」などとも表現されるように、自然界の豊かな森の生態系とも相似的で、ハーブとケミカルな薬との本質的な違いも、実はこの点にあります。

つまり、ハーブは1つの種類でもその中に多様な成分を含んでいて、各成分が相互作用やシナジー効果を生みながら全体的に機能し、患者自身がもつ自然治癒力におだやかに働きかけます。

それに対して、人工的な医薬品は、特定の成分だけを単体で抽出しているために相互作用やシナジー効果が生まれず、またその作用においても個人差が大きいことからある面でリスクを生じ、副作用の恐れがあるのです。

一時的にはさほど問題がなくても、長期にわたって医薬品を取り続けると重篤な副作用に見舞われたり、薬効成分によっては薬害の恐れがあることからも明らかなように、医薬品にはそのようなリスクが常につきまとっているのです。

一方、ハーブは基本的に禁忌事項に注意すれば安心して使用でき、成分の多様性のみならず、働きそのものにも多様（多元）性が認められます。

たとえば、バッチ博士が開発したフラワーレメディや、ハーネマン博士が開発したホメオパシーなどは、医薬品のように科学的な作用に限定されません。

元物質に含まれている「情報」（超微細なサトルエネルギー、あるいは現代科学では検知不能な振動数と考えられている）そのものが、心や身体、さらにはオーラや気と呼ばれる生命エネルギーにも作用すると考えられています。

そのため、身体症状のみならず、心の奥底に潜んでいる感情のブロックや潜在意識の領域の問題、トラウマなどの解消にも役立ち、現在も世界各地で有効な代替療法として数多くの人々に使用されています。

これを言い換えれば、心の状態や精神の在り様といったスピリチュアルな領域においても、病気を引き起こしている原因が潜んでいるとも考えられるのです。

英国で1930年に出版されたバッチ博士自身の哲学が書かれている「なんじ自身を癒せ（Heal Thyself）」という文章の中には、それを示唆するような記述があります（バッチホリスティック研究会編『バッチ博士の遺産』より抜粋）。

治療を確実に成功させるためには、根源にある原因を取り除かないで、最終的に現れた結果だけを治療していたのでは全く効果が無いのは明らかです。

ユニティと対立する行動のパターンは何種類にも分けられますので、これらの行動の結果である病気もその原因に対応していくつかのグループに分けられます。ですので、病気は役に立ち、苦しみは私たちが間違っているときにそれを指摘し、そして私たちを早くすばらしい完全な状態へと導いてくれます。

ユニティと対立する行動のパターンは、主に高慢、冷酷さ、憎悪、自己愛、無知、不安定さ、貪欲さなどです。

この欠点こそが、本当の意味での病気であり、経験を重ね学んでいくうちに、例え欠点に気がついてもそれを改めず、引き続き過ちを犯し続けるようであれば、病気という形となって症状が現れてきます。

現代によみがえる「手当て」や「祈り」の癒しの術

バッチフラワーレメディは、植物（花）のもつ癒しの力を水に転写したものです。このレメディに含まれている多様な生命賦活情報が、病気や不調を引き起こしているその人の感情や行動のパターンに働きかけることによって自己治癒力を活性化し、歪みを修正することで本来の健康を取り戻すと考えられています。

つまり、病気や症状を「悪」と捉え、化学的・物理的攻撃を加えて排除するのではなく、全体のバランスの崩れを表わす「サイン」として捉え、自然の力を使って本人の気づきや治癒力を促し、バランスを整えることで結果的に回復をはかるというのがフラワーレメディやホメオパシーなどの基本原理であり、基本的には東洋医学や漢方、その他の植物療法なども同じ考え方です。

ですから、たとえばアロマセラピーを、「○○の症状には○○の精油が効果的」というように、西洋医学的な発想で用いることもできますが、それよりもホリスティックな観点から実践することによって、より全体のバランスの回復をもたらすことが可能になるのです。

不眠症の対症療法として睡眠薬を使っていたのを、単にラベンダーの精油に切り替えるだけでなく、それを引き起こしている背景やライフスタイルにまで目を向けて、自己をボディ・マインド・スピリットの面からトータルな存在として再認識し、自らバランスをはかることによって癒しを得る、というのがアロマセラピーの本質だからです。

さらに、ホリスティック医学では、現段階において科学的な根拠は明らかにはなっていないような療法や気や生命エネルギーと呼ばれている領域、直観やいのちのつながりといったものにも目を向けることから、太古から行われてきた「手当て」や「祈り」などの癒しの技もその範疇に入ってきます。

とはいえ、単純に伝統への回帰に固執するのではなく、前章で述べた植物美容のように、伝統的に培われてきた経験知と科学的な知見や探求とのバランスを重視し、あくまで患者自身の自然治癒力を高めるための選択的なツールとして用いられます。

一例をあげると、「手当て」については、看護師でニューヨーク大学名誉教授のドロレス・クリーガー博士が神智学者で霊能者であったドラ・クンツと共に、古代のスピリチャルハンドヒーリングを現代的に再編したセラピューティック・タッチ（Therapeutic Touch：TT）が知られており、これはすでにアメリカの臨床現場などにおいて広く導入されています。

また、「祈り」に関する医学的研究も進んでいて、アンドルー・ワイル博士と並んで世界的に有名なアメリカの医師・ラリー・ドッシー博士などが、最新の医学研究をもとに祈りがもたらす治癒効果について実証的に明かしています。

ドッシー博士は、さまざまな科学的な研究によって、祈りには次のような働きがあることが確認されていると述べています（『祈る心は、治る力』日本教文社）。

・祈りの力は、離れた場所からでも人を癒す
・祈りの力は、特定の宗教だけのものではない
・「まごころ」のない祈りに効果はない
・祈りの力は、「相手にとって」もっとも良い結果をもたらしてくれる
・祈りによって、心は時間と空間を超える
・祈りは単なるプラシーボ（偽薬）などではない

「手当て」や「祈り」というと、宗教の専売特許的なイメージを抱く人もいるかもしれません。ですが、いずれも宗教が発生するはるか以前から、おそらく人類史上最も古い癒しの技として行われてきたものと考えられ、現代においても元祖「神の手」と呼ばれた日本の外科医なども明治神宮によくお参りしています。

ようするに、必ずしも西洋医学の医師が祈りの力を信じないというわけではないし、宗教家が必ずしも祈りの力を信じているとも限らないのです。

ということは、祈りは宗教や信仰とは別の、人類に普遍なスピリチュアリティ（霊性）に属するものと捉える方がわかりやすいでしょう。

ドッシー博士が来日した際、博士とお会いする機会があったのですが、彼も宗教とスピリチュアリティは別のものという見解でした。また、本来医学はすべてスピリチュア

リティが関与していて、スピリチャルな生き方をする人は一般に寿命が長く、深刻な病気になりにくいとも述べています。

ドッシー博士によると、スピリチュアリティとは、愛と思いやり、他者への優しさ、自己を超えたものとのつながりであり、これまではスピリチュアリティを宗教に任せてきたが、これからは医療がそれを取り戻す必要があり、それがボディ・マインド・スピリットの統合をもたらす医療である。

そして、アメリカでは現在、130ある医学校のうち90の医学校が健康におけるスピリチュアリティの需要性を教えているとのことです（1993年ではわずか3校だけだった）。

現代医学の欠点を是正する統合医療

さて、ホリスティック医学の構築は、医療従事者と医療消費者との共同創造によるものなので、まだ過渡期の段階といえますが、実際的には、現代医学の欠点を是正するものとして統合医療が注目されています。

統合医療とは、医薬品・手術・放射線に代表される近代西洋医学と、それ以外の相補・

代替医療（Complementary and Alternative Medicine）の両方を視野に入れた患者中心の医療をいいます。

相補・代替医療はＣＡＭと呼ばれ、具体的には、ビタミン・微量元素等のサプリメント、健康補助食品（抗酸化食品、免疫賦活食品など）、植物療法（メディカルハーブ、アロマテラピー他）、中国医学、鍼灸、指圧、気功、インド医学、食事療法（玄米菜食など）、磁気治療、免疫療法、精神・心理療法、温泉療法、芸術療法、音楽療法等々、現代医学以外のすべてを包含しています。

ワイル博士は、「統合医療とは現代医学と相補・代替療法を最適に統合し、同時に医師と患者の関係や健康維持や疾病予防に患者自身が積極的に関与することを重視する。統合医療は患者個々を身体と共に精神や霊的な側面を含む全体として認識し、これらの諸要素を統合的に診断・治療するものである」としています。

ここで最も大事な点は、医療に対する多角的で柔軟な考え方や根底にあるものの見方、すなわち新たな医療哲学の構築と患者中心の医療の実現であり、その意味において、統合医療とは、単に医師がサプリメントを扱うことでもなければ、各種の療法の「寄せ集め医学」でもありません。

医療消費者にとって、今、なぜ相補・代替医療を求めるのかについては、主に以下の理由が考えられます。

①代替医療は親しみやすく、自然で非侵襲的なものが多い。

②伝統医学や自然医学に関心を寄せる人が増えている。

③「自分の健康は自分で守りたい」というセルフメディケーションの考えが浸透してきている。

④治療だけでなく、未病の段階での健康増進や予防、養生が求められている。

⑤身体のみならず、心や精神の健康を求め、死の迎え方への関心も高まっている。

⑥近代西洋医学（現代医学）が患者の気持ちやニーズに十分に応えていない。

医療モデルから生活モデルへ

ようするに、現代医学に対する不満や不信があり、今の医療システムが患者や医療消費者の多様なニーズに応えられていないということですが、他にも、医療費の高騰や疾病構造の変化などの社会的要因もあります。

疾病構造の変化とは、過去の感染症の時代から生活習慣病の時代を経て、現在は老人

図2. 医療モデルから生活モデルへ

	医療モデル	生活モデル
目的	救命・治癒	QOL・ADL
目標	健康	自立
主たるターゲット	疾患	障害
主たる場所	クリニック・病院	家庭・社会
チーム	医療従事者	セラピスト・福祉職

QOL（Quality of Life）生活の質　ADL（Activities of Daily Living）日常生活動作能力

退行性疾患の時代に入り、図2に示したように「医療モデル」から「生活モデル」へのシフトが急務となっているのです。

医療モデルでは近代西洋医学が頼りになりますが、生活モデルでは相補・代替療法のような「柔らかい医療」の方が適しています。

たとえば、西洋医学・医薬品と、代替療法・メディカルハーブを比較すると、図3（次頁）のようにまとめられます。

時代の変化にともない、新たなニーズが地層のようにかぶさって、要素還元主義的な近代西洋医学から多様性や関係性を重んじるより統合的な医療へと重点が移行する、だからこそ統合なのです。

ちなみに、世界の統合医療に関しては、飯野由佳子著『世界の統合医療』（フレグランスジャーナル社）に詳しく書

図3.

	西洋医学（医薬品）	代替療法（ハーブ）
主な対象	身体	心・いのち
基本哲学	機械論	生気論
病気の原因	特定病因論	体液病理説
診断＆アプローチ	要素還元論・細分化	全体論・チームケア
主な目的	病気の治療（キュア）	病人の癒し（ケア）
主たる働き	物理的・化学的エネルギー	エントロピー系
根拠づけ	エビデンス・再現性	直観・主観
有効成分	単一成分	多様な成分
方向性	標準化	個別化
性　質	攻撃型	受容型
処　方	服薬（ドース）	セット（期待感）と セッティング（摂取環境）
態　度	指示・介入	寄り添い・見守る
主な領域	見える世界	見えない世界

かれているので、ご興味のある方はぜひ同書を参考にしてみてください。

また、渡辺昌著『食事でがんは防げる』（光文社）という本も、がんが日頃のライフスタイルの見直しで予防できる生活習慣病であることを再認識させてくれる点で、統合医療の入門書としてオススメの一冊です。

日本における相補・代替療法の歩み

統合医療に携わる医療従事者

が求められている一方で、現代医学だけに固執し、代替療法などには目もくれない医療従事者もまだまだ多いのが現実で、日本医師会も統合医療に対して基本的に反対の立場をとっています。

また、日本では政治的にも大きな壁があり、民主党政権下では厚生労働省に「統合医療プロジェクトチーム」が設置されたものの、再び自民党政権に戻ったこともあって、残念ながらこれまで目立った動きはありません。

一方、学会活動は活発に行われ、医学部や薬学部では統合医療の教育がカリキュラムに入る動きが強まってきています。

ここで、日本における相補・代替療法の歩みを簡単にふり返っておきましょう。

1998年に現代医学の象徴とも言える人工心臓の世界的権威である渥美和彦氏（東京大学名誉教授）が中心となって、日本代替・相補・伝統連合会議（JACT）が結成されました。そしてその後、2000年に設立された日本統合医療学会（JIM）と統合する形で、日本統合医療学会（IMJ）が発足。渥美和彦・前理事長から引き継いだIMJの仁田新一・現理事長は次のように述べています。

『「統合医療」は科学的根拠付けと臨床的実証がなされていないとの誤解を受けていることも事実であり、慙愧《ざんき》の念に堪えない。渥美前理事長からの襷《たすき》を確《しっか》りと受け取り、後任としての重責を全うするために、今後は㈳日本統合医療学会の各種委員会を活性化し、更なる〝正しい「統合医療」〟の啓発と普及の為、国策として「統合医療」の科学的根拠付けや臨床的実証、新しい方法論を開発する〝場〟創りにも努力を傾注する所存である』

一方、２００2年3月には、金沢大学に日本で初めての補完代替医療学講座が誕生しています。日本には米国ＮＩＨのＮＣＣＡＭ（The National Cancer for Complementary and Alternative Medicine）に相当する公的研究機関がなく、本講座が関係諸国に対する窓口の一つになることが予想されているとの立場から、農学部、理学部、工学部、薬学部、栄養学部等と医学部で、主に以下のようなテーマを掲げて分野横断的な研究が行われています。

①補完代替医療のＥＢＭの集積・解析
②我が国における補完代替医療の現状調査
③生体における活性酸素・抗酸化能の測定及び抗酸化食品・薬物の開発
④天然物由来の薬効物質の同定とその臨床応用
⑤癌の化学予防食品・薬物の研究開発
⑥赤色発光ダイオード光照射とＮＫ活性に関する研究

また、私が所属している東邦大学薬学部の生薬学教室では、薬学部4年次に植物療法学の講座（全13回）を行っています。学生の関心は高く、毎回100名以上の受講者が熱心に耳を傾けてくれています。ちなみにカリキュラムの内容を示します。

第1回　現代医療と統合医療
第2回　統合医療における植物療法
第3回　EBMとNBM
第4回　植物療法におけるサプリメント
第5・6回　ハーブガーデン実習
第7回　芳香療法（アロマテラピー）理論
第8回　芳香療法（アロマテラピー）各論
第9回　植物療法（芳香療法以外）理論
第10回　植物療法（芳香療法以外）各論
第11回　植物療法の現状
第12・13回　植物療法の応用（ケーススタディ）

このように、日本でも統合医療の普及に向けた地盤が整いつつあるのは歓迎すべきことですが、その一方で懸念すべき点もあります。

それは、相補・代替医療（ＣＡＭ）におけるエビデンス（科学的根拠）の問題で、欧米諸国においてはエビデンスが得られないものは法律によって規制される方向にあり、その影響が日本にも及ぶ可能性があることです。

もちろん、植物療法も有用性が高いＣＡＭの一つですが、ハーブは医薬品だけでなく、サプリメントとしても広く利用されていることから、その安全性や品質の確保が求められるのは当然です。

しかし、メディカルハーブは単一成分からなる医薬品と違って多様な成分を含むため、エビデンスや品質管理の指標をどうするかはそう簡単な話ではなく、悩ましい課題でもあるのです。

ところが、米国の食品医薬品局（ＦＤＡ）は２０１１年７月、業界に向けた新しいダイエタリーサプリメントに関するガイドライン案を発表し、その安全性試験と称する基準があまりにも厳しいことから業界からの反発を買っており、その締めつけの影響が日本にも及ぶおそれがあるのです。

ＦＤＡは大手製薬企業と密着しているとの見方もあり、その真贋《しんがん》は確かめようがないにしても、ＦＤＡの意向一つで有用なメディカルハーブが市場から消されてしまうとしたら、サプリメントの製造元や流通業者だけでなく、それによって助けられている消費者にとっては極めて由々しき問題といえるでしょう。

社会変革を促すオルタナティブな視点

今後、統合医療やホリスティック医学を構築していくには、医療分野にとどまらない社会変革が求められ、そのためにはオルタナティブな視点や取り組みが必要不可欠です。

オルタナティブとは、１９６０年代に盛んだった西海岸発のカウンターカルチャーから生まれた言葉で、既存のものと取ってかわる新しいものという意味あいをもちます。

つまり、従来の唯物的な価値観や、既存の体制によってコントロールされる経済至上主義などにかわる、より個々人の生きがいが尊重されるような、精神的かつ芸術的な生き方が求められているということです。

統合医療の場合は、近代西洋医学と相補・代替療法を統合する形ですが、これはより高い次元から双方の得意な面を融合することでもあり、脳の機能に例えるとわかりやすいと思います。

客観性や再現性を重んじる近代西洋医学は、論理を得意とする「左脳」の働きだとすると、多様性や関係性を重んじ、スピリチュアリティまで含んだ包括的な相補・代替医療やホリスティック医学は、直観を得意とする「右脳」に当たります。

また、近代西洋医学は昼の「太陽」で、相補・代替療法は夜の「月」に例えることもできますが、いずれにしても、左脳と右脳、太陽も月もともに重要で、2つの極の相補的な関係が維持されているからこそ、全体がバランスよく機能していることは明らかです。

そこで重要な働きをしているのが「脳梁《のうりょう》」です。

左脳と右脳がそれぞれ得意とする領域の情報処理をしながら、それと同時に、左右の脳を結びつけている脳梁が正常に機能しているからこそ、双方向のコミュニケーションがはかられて、脳が全体として統合的に機能しているのです。

この左右脳のコミュニケーションは無意識に行われていることから、ミクロコスモスである私たちの体内には、自ずからバランスを取ろうとする働きが備わっていて、これは極端に偏ることを避ける「中庸化」と捉えることができます。

ようするに、A、Bという二つの考え方や立場がある時、それを対立概念として捉えてAかBのいずれかに極端に偏るのではなく、相補的な関係として捉え、大局的見地とバランス感覚をもってAとBを上手に組み合わせる智恵が必要だということです。

この意味において、統合医療とは、論理を重視する近代西洋医学（左脳）と直観を重視する相補・代替医療（右脳）の統合であり、また目に見える世界と目に見えない世界の統合ともいえるわけです。

この、中庸的な観点から、異質なもの同士を調和的に結び合わせるのが日本人の得意とするところで、統合医療においても日本的な「結びの精神」が大いに役立つのではないでしょうか。

欧米人からすると、日本人はよくファジーといわれますが、それは白も黒も両方アリ、という視点やスタンスに立てるからです。

現に日本は、東アジアに位置しながらも科学技術立国として物資文化や社会システムなどは西欧化されていて、医学分野でも病気の検査技術や治療技術において最先端なものを取り入れています。

一方、精神文化は多神教的で、食事や呼吸法、心のあり方を重視し、治療よりも予防や養生を心がける東洋的な健康観を好む傾向が強いといえます。

つまり、合理的な思考や科学的アプローチという左脳的な機能と、直観的な思考や芸術的なアプローチという右脳的な機能の両方を身につけており、その意味で日本的風土は統合医療に取り組むうえでとても好都合といえるのです。

ハーブがもつ相補性とミッション

この相補性（調和的二極性）は、メディカルハーブにも当てはまります。

つまり、メディカルハーブは、科学的に検出可能な有効成分とその効果・効能がある程度明らかになっていると同時に、多様な微量成分によるシナジー効果によって生命エネルギーにも作用するマジカルな働きをも期待できるからです。

これは、従来の「白い医学」とこれからの「緑の医学」を結ぶ媒体としての役割、そして、西洋と東洋、都会と地方、さらには見える世界と見えない世界を結びあわせるハーブのミッションともいえるかもしれません。

さらにつけ加えれば、広義な意味での「緑の医学」においても、「白い医学」を補完するだけでなく、社会変革につながるオルタナティブな取り組みに着手しやすい素地があります。その取り組みとは、主に次の3つです。

①サスティナブル

天燃植物を原材料として生活の中でまるごとムダなく活用し、植物の乱獲を防ぎ、栽培や植樹を積極的に行い、持続可能性に配慮した商品開発やできるだけ環境に負荷をかけない生産・流通を心がけ、消費者・利用者にもサスティナブルな取り組みへの参画を促す。

②エコ・エシックス

人間を中心とした自然観や環境保全ではなく、私たち一人ひとりが自然のエコシステムに組み込まれた一員としていかに生きるかといった生圏倫理学の視点が持てるように、植物療法を通じて人間も自然の一部であることの認識を深め、自然を敬い、畏《おそ》れる意識を涵養《かんよう》していく。

③エコノミー

エコノミーとエコロジーという語は、いずれもギリシャ語で「家」を意味するoikos（オイコス）に、規則・規範を意味するnomos（ノモス）と論理・学問を意味するlogos（ロゴス）が付いてできた合成語であり、両者は両立するもの。なので、植物療法に携わる企業活動においても、「台所漢方」「緑の薬箱」のような形でのライフスタイルの提案を行い、各家庭内で植物をエコロジカルかつエコロジー的にバランスよく活用できることを普及していく。

グリーンフラスコが取り組む「緑のプロジェクト」

賢明な読者諸氏はもうおわかりの通り、調和的な二極性、中庸を目指す「緑の医学」は、個々人の健康はもちろん、ホリスティックな生き方や自然と調和する循環型社会の構築にもつながります。

グリーンフラスコでは、「緑の医学」を普及するミッションに基づいて、以下のようなプロジェクトを推進しています。これらの一部については各章で詳しく述べていますが、ここで全体の概要を述べておきます。

1. J-aroma および J-herb プロジェクト

わが国では古くから冬至にユズ湯に入る習慣がありますが、最近のアロマセラピーの研究ではユズの精油に血行促進作用があることが報告されています。こうした先人達の知恵に学んでエコロジカルなライフスタイルを復活させるため、グリーンフラスコでは J-aroma（国産精油）や J-herb（国産ハーブ）の製品化を行っています。こうした製品はセルフケアに役立つだけでなく、地域の雇用を生み、都市と地方をつなぐメディアとしての役割を担っています。

2．薬用・アロマティック植物保護プロジェクト

今日流通している薬用・アロマティック植物（MAP：medicinal and aromatic plants）のほとんどは野生から採取されていますが、乱獲などにより生育環境が悪化しています。また、生物多様性条約では遺伝資源の取得の機会、およびその利用から生じる利益の公正かつ衡平な配分を実現することが規定されており、名古屋で開催されたCOP10やインドで開催されたCOP11では先進国と途上国との間で活発な話し合いが行われました。グリーンフラスコではトラフィックイーストアジアジャパンより協力を得ながら、こうした問題に対して定期的に報告会を開催しています。

3．フェアトレードプロジェクト

フェアトレードとは、世界経済や金融システムのゆがみによって貧困に追いやられている途上国の人々を支えるための公正な貿易のことです。「お買い物から国際貢献」というコピーがあるように、ハーブティーやチョコレートを購入する際にフェアトレード商品を選択することで現地の人々を支えることができるのです。ハーブやスパイスはもと

もと途上国の一次産品であるため、フェアトレードに適した商品と言えます。グリーンフラスコでは、ピープルツリーやネパリ・バザーロ、プレスオールターナティブやPARC（アジア太平洋資料センター）などから信頼のおけるフェアトレード商品を仕入れ、販売しています。

4．環境教育プロジェクト

米国では、自然体験が少ない子供たちに見られる心身の不調の原因のひとつとして「自然欠乏障害（自然欠乏症候群）」という概念が提唱されています。グリーンフラスコでは「森は自然のホスピタル」という考えのもと、環境教育の場として知られる長野県清里の㈶キープ協会や環境先進都市である北海道下川町のNPO「森の生活」などとコラボして、宿泊型の環境教育プログラムを実施しています。また、都市部での環境教育として、自由が丘店にて親子で楽しめるネイチャーゲームなどのワークショップを開催しています。

5．森林資源保護プロジェクト

地球温暖化防止のカギを握ると共に、私たちにさまざまな恵みをもたらす生態系としての森林を守り、かつ活用する方策を探るため、グリーンフラスコでは2003年12月より、こうした分野で先進的な取り組みを行っている北海道の下川町森林組合と正式に事業提携を結んで活動しています。こうした関係が商品の形となって実を結んだのがFSC認証マーク付きの北海道モミ精油です。また、グリーンフラスコでは絶滅の危機にあるインド産サンダルウッドやブラジル産ローズウッドの精油の取り扱いを2006年3月に中止しています。

6．難民支援プロジェクト

難民とは迫害などによりやむを得ず母国を離れた人々を指しますが、わが国の難民に対する受け入れや対応は先進国の中で著しく遅れています。難民支援の対象者はアフリカや東南アジアなど、かつて植民地支配を受けた国々の人が多く、精油やハーブの生産国と重なります。グリーンフラスコでは、1990年に設立されたUNHCR（国連難民高等弁務官事務所）と協働して国内の難民支援に取り組んでいるNPO難民支援協会に協力する形で難民支援活動を行っています（自由が丘店とバロンホールに募金箱を常設しています）。

7．ヘンプ（大麻）普及プロジェクト

ヘンプ（大麻）と聞くと驚かれる方も多いと思いますが、法律で規制されているのは葉と花穂の部位のみで、種子を絞ったヘンプ油は、炎症体質を改善するアルファリノレン酸の供給源として注目を集めています。また、ヘンプは成長が早く、衣類や建材、燃料など利用範囲が広いため、環境問題の解決の糸口として期待されています。さらに、最近では欧米で医療用大麻の研究や臨床応用が進み、がんや多発性硬化症などの患者さんに用いられています。グリーンフラスコではヘンプに関しての正しい情報提供と普及活動を行っています。

8．ヘルスリゾート推進プロジェクト

ヘルスリゾートとは森や海などの自然条件が病気の予防や治療に適することが科学的、経験的に実証されている場所を指し、そこで行われる医療をヘルスリゾートメディスンと言います。ヘルスリゾートは従来の自然破壊型のリゾート開発ではなく、地域の自然と文化を固有の資源として生かし、疲れた都会人が元気を回復する場所なのです。また、ヘルスリゾートでは地域の人々と都会人との交流が生まれ、地域に雇用を生み出します。グリーンフラスコでは医師や保健師、ランドスケープアーキテクトなどの専門家から成

るヘルスリゾート研究所を2010年に設立し、関連情報の提供を行っています。

こうしたオルタナティブな取り組みが、緑のエコを基調とした社会変革につながると同時に、統合医療やホリスティック医学をより確かなものにする追い風となるのではないかと思います。

そのためには、まず私たち国民一人ひとりの意識改革が求められます。そして、その際に最も大切なことは、「自然が私たちの先生である!」という認識と体験ではないでしょうか。

植物療法を学び、実践することは、まさに日常生活の中でそれを体現することであり、そこには言葉では表現しきれない魅力や喜び、そして感動があります。

そこで、次章では「緑の医学」に関連したオルタナティブな取り組みについてご紹介したいと思います。

Part 4

「緑の医学」と
ヘルスリゾートメディスン

日本のハーブを使った精油と地域起こし

「緑の医学」は、従来の「白い医学」を補完するだけでなく、オルタナティブな社会変革を促すための原動力にもなり得る——。

このパートでは、そんな活動の一端についてご紹介したいと思います。

一つ目にご紹介したいのは、日本に自生するハーブを使った商品の開発と地域起こしの事例です。

「緑の医学」のキーワードは、①多様性を認める視点、②ホリスティック（全体的）な視点、③エコロジカルな視点の3つ。グリーンフラスコでは、この3つの視点に立ったうえで、伝統的に用いられてきた日本に自生する芳香植物に着目し、トレーサビリティー、エコロジー、フェアトレードをコンセプトとして、日本産精油（J-aroma）と日本産ハーブ（J-herb）の商品開発に取り組んでいます。

現在、弊社が扱っているJ-aromaは、「ＦＳＣ北海道モミ」「沖縄月桃」「高知ユズ」「埼玉クロモジ」「青森ヒバ」「土佐小夏」「北海道和薄荷」「木曽ヒノキ」「四万十ショウガ」「筑後樟脳」の10種類ですが、このJ-aromaプロジェクトは、各地域の生産者の方々のご協力のもとに進めている協同プロジェクトです。

なぜ弊社がJ-aroma（国産精油）やJ-herb（国産ハーブ）の開発に至ったのか、その経緯と製品について述べてみたいと思います。

一般に、ハーブというと地中海沿岸のラベンダーやローズマリーなどのシソ科のハーブが思い浮かびます。その一方で、実はわが国でも古くから毎日の暮らしの中で植物の恵みを生かす生活文化が伝えられてきました。

例えば、冬至にユズ湯に入ることによって体の芯まで温まり、風邪を防ぐことができます。最近のアロマテラピーの研究で、ユズの精油には血液循環を促進する作用があることが実証されましたが、このことは昔の人々の知恵の深さを証明するものです。

そこで、グリーンフラスコ研究所ではJ-aroma（国産精油）やJ-herb（国産ハーブ）を製品化して、昔の知恵を復活させることを目的として、このプロジェクトを始動することになったのです。以下、各製品の特徴と活用法についてご紹介します。

●J-aroma（国産精油）の特徴と活用法

①北海道モミ

バルサム（松ヤニ）系の奥深い香りで、厳しい自然に負けないその姿が象徴するように、ストレスに対する適応力を高めます。呼吸器系の不調に芳香浴で用いたり、体の痛みに入浴で用います。

②北海道和薄荷

わが国の和薄荷精油は戦前は世界に向けて輸出されていました。ペパーミントの精油に比べてメントールの含有量が多いため清涼感が強く、眠気ざましや頭痛、筋肉痛などに用いられます。

③木曽ヒノキ

木曽地方の樹齢３００年以上の天然林のヒノキから得た精油で、心身の疲労を回復し、活力をもたらします。バスソルトにして用いると、家庭でも手軽にヒノキ風呂の効用が得られます。

④埼玉クロモジ

クロモジの精油は上品な香りと抗菌力をもつため、爪楊枝の材料として用いられてきました。スパイシーで温かみのある香りは心の不安を和らげます。肩こりや腰痛にオイルマッサージや入浴で用います。

⑤高知ユズ

独特の香りを放つユズの精油は血液循環を促進し、気分を明るくするため、海外でも注目を集めています。入浴で用いると体を温め、また気分が落ち込んでいるときには芳香浴で用います。

⑥沖縄月桃

月桃はショウガ科のハーブで甘くスパイシーな香りが特徴です。ストレスによる心身の緊張やそれに伴う痛みを和らげるため、芳香浴や入浴、オイルマッサージで用います。最近の研究では抗不安作用も実証されました。

●J-herb（国産ハーブ）の特徴と活用法

①北海道和薄荷

ペパーミントに比べてメントールの含有量が多いため、クールな香りが楽しめます。眠気や倦怠感、食べすぎ、飲みすぎ、消化不良や食欲不振の他に、心身症の一種である過敏性腸症候群に用います。

②北海道白樺

白樺の葉にはデトックス（解毒）効果があるため、血液を浄化して体質改善を促します。花粉症やアトピー、リウマチなどのアレルギー体質やニキビ、吹き出物などの美容のトラブルに用います。

③岩手マルベリー

岩手は良質のマルベリー（桑の葉）の産地として知られます。食前に服用することで糖分の吸収を抑制するため、糖尿病予防やダイエットに用います。鉄やカルシウムを煎茶の5倍も含むことでも知られています。

④群馬ドクダミ

ドクダミは利尿作用と緩下（おだやかな下剤）作用をもち、体内の老廃物を排泄してデトックス（解毒）効果をもたらします。便秘やそれに伴う吹き出物、浮腫（むくみ）、体質改善に用います。

⑤長野黒ブドウ

黒ブドウの葉には老化防止成分のレスベラトロールが含まれ、また血管の若さを保つ働きがあります。脚の浮腫（むくみ）やふくらはぎの痛み、生理痛や生理前症候群などの婦人科疾患にも用います。

⑥沖縄クミスクチン

クミスクチンは腎機能を高め、利尿作用をもたらします。膀胱炎や尿道炎などの泌尿器系疾患や高血圧、痛風などの生活習慣病予防、それにお年寄りの活力増強にも用いられます。

同プロジェクトのそもそもの始まりは、北海道下川町の森林組合さんとの出会いでした。

人口4千人足らずの深い森に囲まれた下川町では、町で所有している森林をまもり・そだて・その恵みを加工するという考えから独自に北海道モミの精油を製造し、それを全国の流通ルートに乗せたいということから弊社を訪ねて来られました。

担当者の方の話をお聞きしたところ、下川町の森林組合はＦＳＣ（Forest Stewardship Council、森林管理協議会）の認証を得ているとのことで、精油の品質もしっかりしていました。

ＦＳＣは、木材を生産する世界の森林とその森林から切り出された木材の流通や加工のプロセスを認証する国際機関で、その認証は、森林の環境保全に配慮し、地域社会の利益にかない、経済的にも継続可能な形で生産された木材に与えられます。

このＦＳＣのマークが入った製品を買うことで、消費者は世界の森林保全を間接的に応援できる仕組みです。

そこで意気投合した弊社と下川町森林組合は、それぞれ流通・生産の立場から、環境と調和し、美しく続いてゆく環境と社会づくりのために協力して事業を行うことを決断。

さっそく、グリーン＆クリーンな下川町の森林づくりに協力する形でコラボし、ＦＳＣ北海道モミをJ-aromaの第1号として製品化させていただいた、というわけです。

そしてこれをきっかけに、森林や植物の生き方に学び、相互交流を広げていくためのさまざまな関連事業を行う中で、ユーザーの方々と共に下川町を訪ね、モミの木の間伐から精油の蒸留までを体験するアロマツアーなども定期に開催しています。

この北海道モミ精油は、弊社と東邦大学との共同研究で、行動薬理的手法により、医薬品の抗不安薬と同じように抗不安作用をもつことが実証されました。モミの森林浴によって落ち着きを取り戻すことが、科学的にも裏づけられました。

何度か下川町を訪ねてわかったことは、行政サイドも森林組合とともに林業をゼロから基幹産業として育てたことで、今や収入も年間10億円（町の予算の2割）になるなど、環境保全と経済的な成長がみごとに両立していることです。

森林資源を活かしクリーンエネルギーで未来をつくる町

下川町の森林組合と行政がやったことは、輸入材に押され、木材だけの販売だけでは採算が取れないため、木材を加工して高級フローリングや木炭、防虫剤に精油、木くずはバイオマス燃料に変えるなどして付加価値を付けたことです。

面積の９割が森林であることから、「森林共生社会」の創造を目指して、木を余すことなく使い、その中で着実に利益を生み出していったことで木質バイオマスボイラー用の燃料を製造・供給する施設を増やすなど、森林・木材製造業を軸に産業づくりと地域の発展につなげるとともに、木が成長する60年周期にあわせて植林を行い、将来的には自然エネルギーの基地として自立することを目指しているそうです。

さらに、下川町では、森の香り（オンラインショッピング）、森のセラピー（森林療法）、森の温泉（五味温泉）、森林環境教育、癒しのツーリズム、森の宿泊施設等々を整備し、国内外からも環境保全型の癒しのスポットとして熱い注目を浴びています。

このように、自治体と町民が一体となった夢と希望のある取り組みによって、かつて鉱山の閉山後人口が激減し、一時、財政再建団体にも陥ったにもかかわらず、今ではＩターン組のみならず、就職を希望する若者たちが全国から集まってきているという下川町。

過疎の町が自然エネルギーの導入で活気を取り戻してきたことから、森林資源を有効に活かしたモデル地区として注目され、テレビでも特集されました（報道STATION ２０１３年６月19日放送「エネルギーで未来を作る町〜下川町の挑戦」）。

下川町のように、森の天燃資源を活用して人々のニーズに合った商品やサービスを開発することで自給と経済的自立を遂げ、森の循環とともに地域の活性化につなげていく。

こうした取り組みが広がれば、自然の恵みを活かしたエコロジカルかつエコノミカルな基幹産業が各地に生まれ、たとえスタートは小さな仕組みであっても、生産・流通・消費者がお互いに顔が見える相互扶助的な関係の中で、共に自然を活かし・自然に学び・自然に還す持続可能なライフスタイルへと変化していけるのではないでしょうか。

予防や治療に適したリゾートで癒しの時間を過ごす

ところで、ヘルスリゾートメディスンって何？　と思われた方も少なくないかもしれません。そこで、ヘルスリゾートメディスンと「緑の医学」の関係について述べてみたいと思います。

ヘルスリゾートメディスン（Health Resort Medicine）という言葉は日本ではあまり知られていませんが、WHOで正式に採用された用語であり、健康保養地医学と訳します。

簡単に説明すると、ストレスフルな都会での暮らしを離れ、森や海などのリゾートに滞在して心身共に元気になって帰ってくるといったイメージです。

表6. ヘルスリゾートの分類

分類	自然資源
温泉保養地型	温泉（鉱泉）やスパでの水のもつ治癒力
森林保養地型	森林や山岳の気候や地形のもつ治癒力
海岸保養地型	海水や海藻、海洋性気候のもつ治癒力
クナイプ保養地型	クナイプ療法による水や植物のもつ治癒力

日本国内でもリゾート地は珍しくありませんが、ここでいうヘルスリゾートとは、「森や海、気候などの自然条件が病気の予防や治療に適することが科学的、経験的に実証されている場所」を指します。

ここで大切なことは、ヘルスリゾートを造成する際には、大規模開発を行ったり、人工の施設を建設するのではなく、その地域のもつ自然環境そのものを資源として活用することにあります。

その意味において、ハードよりソフト優先であり、環境に負荷をかけた従来型のリゾート開発とは全く別のコンセプトです。

ヘルスリゾートは活用する自然資源によって、いくつかのタイプに分類されます（表6）。

①温泉保養地型ヘルスリゾート

日本にも湯治という生活文化がありますが、温泉の泉質などにはこだわるものの、温泉療法としての効果的な入浴方法や滞在先での食生活などには無頓着だったといえます。

北海道大学名誉教授である阿岸祐幸先生は、その点について次のように述べています。「日本人の温泉利用は、料理でいうと新鮮な生の素材にこだわる刺身料理に例えられようか。

一方、ヨーロッパの温泉療法は素材の原型は全くわからなくなっても、味覚ばかりでなく五感すべてを楽しませてくれるフルコースのフランス料理のようだ。

大浴槽で裸のつき合いをしたり静かな露天風呂でくつろいだりすることは、温泉の楽しみ方の基本ではある。しかし、積極的な健康づくりという視点からみると、日本人は大変もったいない使い方をしている」と。

ようするに、温泉療法は泉質の効能や入浴法だけでなく、もっと広い概念で、温泉場での過ごし方如何によって、精神安定、気分転換、睡眠不足解消、疲労回復等々の幅広い温泉療養効果を得ることができるということです。

②森林保養地型ヘルスリゾート

近年、森林のもつ癒しの力が注目を集めていますが、森林療法の普及を目的に活動しているNPO日本森林療法協会では「森林療法とは健康のために森林を活用すること」

とし、この「健康」という言葉の中には健康増進、病気の治療、福祉、療育分野も含むとしています。

また、山岳の風や紫外線、酸素濃度や気温、湿度によって得られる生体への刺激効果や保護効果を目的とした気候療法や、気候療法のひとつで、山や谷間などの地形を利用して歩行運動を行い、疾病予防や体力づくりを目的とした地形療法も行われます。

地形療法のメッカであるドイツのガルミッシュ・パルテンキルヒェンでは、地形療法の基礎的研究が行われ、多彩な地形療法のための充実した設備や施設と75種以上もの治療用歩道が完備されています。

日本の国土面積の3分の2を占める森林も、こうした地形療法の観点から見直すことによって、保養地としての多様な活用法が見出せると思います。

③海岸保養地型ヘルスリゾート

海水や海藻、海洋性気候のもつ治癒力を活用した療法をタラソテラピーといいます。

この言葉はギリシア語のタラッサ（海）に由来し、フランスやドイツなどで実践されています。

ミネラルをたっぷり含んだ海藻や海泥はパックやマスクといった方法で、主に外用で用いられます。また、海洋性気候の特徴としては、空気がたいへん清浄であることや気温が年間を通して安定していること、適度な湿度をもつことがあげられます。

さらに、海水の表面で発生するエアロゾル（微粒子）はマイナスに帯電していて、海水のミネラルを含みます。このエアロゾルは気道を通じて肺胞から血液循環に取り込まれます。あらゆる生命は海から生まれましたが、現在でも海は私たちにさまざまな恩恵を与え続けているのです。

日本列島も周囲を海に囲まれているわけですから、もっと海の多様な恵みに目を向けて、海や沿岸域のセラピー効果について研究してみる価値は大いにあるでしょう。

④クナイプ保養地型ヘルスリゾート

ドイツのクナイプ神父（1821〜1897）によって確立された自然療法であるクナイプ療法に基づいたライフスタイルを体験できるのがクナイプ保養地です。

クナイプ療法は表7（次頁）に示すように、水療法・植物療法・食事療法・運動療法・秩序（調和）療法の5つの柱によって体系化されています。

クナイプ療法では水療法と植物療法がさまざまな形で取り入れられていますが、その一例として薬草浴に用いられるハーブや適応症を表8（次頁）に示します。

表7. クナイプ療法の5つの柱

水療法	注水・水浴・湿布・水中歩行など
植物療法	ハーブティー・ハーブ浴・ハーブワインなど
食事療法	新鮮な野菜や果物・ハーブ類など
運動療法	散歩・ハイキング・体操・スポーツなど
秩序（調和）療法	精神衛生を含む正しい生活リズム

表8. クナイプ療法における薬草浴

薬草の種類	作用	適応症
バレリアン	鎮静・催眠	不眠・心悸亢進
パイン	鎮静・消炎	呼吸器疾患・リウマチ
ジャーマンカモミール	消炎・鎮痙・組織再生	皮膚疾患・痔
ローズマリー	代謝促進・血行促進	低血圧・高血圧・疲労
レモンバーム	鎮静・鎮痙・催眠	不眠・自律神経失調症
タイム	鎮痙・殺菌	気管支炎・喘息
スギナ	収斂・止血・局所刺激	膀胱炎・リウマチ・関節炎

ドイツではクナイプ療法の科学的な検証が進められ、例えば薬草浴ではα-ピネンやリモネンなどのテルペノイドが入浴時に経皮吸収されることも明らかにされています。

日本でも、このような統合医療的な観点から、利用者自身がライフスタイルを見直し、改善を促すきっかけとなる保養地や施設が求められているのではないでしょうか。

ヘルスリゾートメディスンと植物療法

ヘルスリゾートで展開される温泉療法や森林療法、気候療法や地形療法、海洋療法や水療法などは、いずれも自然資源を用いてヒトの自然治癒力（自己治癒力と自己調節機能）を向上させることが基本コンセプトであり、このことは植物療法でも全く同じです（植物も自然資源ですから当然のことなのですが）。

したがって、ヘルスリゾートでの滞在中の栄養・運動・休養といったライフスタイルの中に、植物療法の要素を取り入れることによって、相乗効果を得ることができるのです。

この点で、クナイプ療法は、まさにそれを体系化した療法といえます。

実際、欧米のヘルスリゾートのホテルでは、食事にフィトケミカル栄養学に基づいた新鮮な野菜や果物を豊富に取り入れたメニューが提供され、スパではアンチエイジング効果を狙ったスパ・キュイジーヌ（低カロリーで高栄養のヘルシー料理）が提供されています。

また、ホテルのアメニティには、植物美容の理論に基づいたフィトコスメティクス（植物性化粧品）が用意されています。さらに、植物療法を取り入れることで、よりメンタル面へのアプローチが可能となり、ウェルネス志向の女性に受け入れやすくなることも利点のひとつです。

ヘルスリゾート実現のための課題

今後、日本でもより総合的な健康への志向が高まることによって、ヘルスリゾートのニーズが増し、それにともなってさまざまなヘルスリゾート施設が創設されていくでしょうし、またそうなってほしいと思います。

従来型の保養施設では、どうしても設備や人材面で、栄養・運動・休養といったライフスタイル全体にまでカバーしきれないし、植物療法一つとってもそれなりに専門知識を有する人材やアドバイザーが必要だからです。

日本人全体がライフスタイルや自然環境との関わり方を根本的に見直さない限り、個々人の幸せや循環型社会の構築も得られないわけですから、ホリスティックな生き方や統合医療的なニーズが高まることは必至で、それゆえヘルスリゾートにおける役割は決して小さくはないはずです。

そこで、ヘルスリゾート構想の実現のための課題についても触れておきたいと思います。

①時間とお金の創出

ヘルスリゾートに出かける場合、できるだけ中・長期滞在が望ましいといえます。たとえば、温泉療法などでは、生体リズムが変化するのに、およそ7日間のリズム（サーカセプタンリズム）が知られており、また病的状態から機能が回復するのに3〜4週間ほど必要とされます。

つまり、日帰りや1泊2日の旅では癒されにくく、心身の疲れがたまっている人ほどゆったりと時間を過ごすことが望ましいわけです。

できるだけ長期に滞在することによって、その土地の自然や人と触れあう機会も増え、豊かな自然の中で自然に呼吸も深まっていくことによってリフレッシュして元気を取り戻し、自分自身と向き合うゆとりも生まれやすくなるでしょう。

特に、お勤め人が中・長期滞在するためには、企業側の理解や社会保険などによる支えが必要になりますが、それによって利用者が元気ややる気を取り戻すことができれば、結果的に企業や社会にとってもメリットにつながるはずです。

その意味では、幅広い観点から健康とライフスタイルを見直し、より実りのあるヘルスリゾートのあり方についてのコンセンサスづくりを進める必要があると思います。

②専門家の育成

ヘルスリゾートのソフトを支えるのはコンピューターや機械ではなく、結局のところ、専門知識とホスピタリティ溢れる人間です。ハーバルセラピストや温泉指導員、森の癒し案内人といった、それぞれの領域の専門家を育成し、継続的にブラッシュアップする教育システムが必要になります。現在、そのような専門職の認定資格が増えてはいるものの、専門知識はあってもホスピタリティやコミュニケーション力（言語・非言語を問わず）に欠ける人も少なくないという現実的な問題もあります。

とりわけ、利用者の生き方やライフスタイルにまで関わってくる、人と自然が織りなす場としてのヘルスリゾートである以上、専門的なスキルはもちろん、ホスピタリティ・マインドをもった人材をいかに育てていくかが重要な課題であるといえるでしょう。

③プログラムのエビデンスの構築

ヘルスリゾートの理念や必要性を社会に認めさせるには、費用対効果を科学的に検証する必要があります。

とはいえ、ウェルネスでは「治療」より「予防」が主たる目的となるため、医薬品の治療効果などとは異なった新しい評価方法の確立が必要になります。

ようは、医療機関のような西洋医学一辺倒なアプローチではなく、相補・代替療法によるアプローチや統合医療的プログラムが主になるということです。

したがって、たとえ偽薬であってもおおよそ30％の人に効果が見られる事実があることからも（プラセボ効果）、従来の科学的根拠（エビデンス）だけに限定・固執するのではなく、ＱＯＬ（生活の質）の評価など心理・精神面（精神的健康・自立の程度・社会関係・環境・精神的尊厳など）での指標を設けたり、顧客満足度なども充分に考慮することで、総合的に評価するのが望ましいと考えます。

人も地域も健康に！

日本の国土には森や温泉、海岸線などが多く、ヘルスリゾートの候補地がたくさんあることに気づきます。

ところが、残念ながら従来のリゾート開発はハード優先であり、自然資源に関しては「宝の持ち腐れ」状態だったといえます。

いわゆるハコモノ行政の結果で、全国各地、どこに行っても同じような観光施設が立ち並んでかわり映えがせず、さらに時代の変化とともにその土地の光を観に行くという本来の観光に対するニーズも減って、閑古鳥が鳴いている地域も数多くあります。

大量生産・大量消費という消費文化や輸出主導型の高度成長は終わりを告げ、内需による成熟型経済が求められる今こそ、発想を転換して、「金太郎飴」ではない、地域の特色を活かしたヘルスリゾート構想をぜひ実現したいものです。

地域の豊かな自然と、その自然を誇りにしてイキイキと生きている人や動物、植物たちがそこにいる限り、本物の自然に出会い、触れあいたい人たちはどんなに離れていてもその場に足を運ぶでしょう。そんな魅力にあふれたヘルスリゾートは、ヘルスツーリズムなどの滞在者を受け入れるための雇用を創出します。

また、これからの時代に有望な産業は、３Ｋ（環境・健康・教育）の分野だといわれています。ヘルスリゾートを滞在者へのライフスタイルの教育の場であると捉えれば、まさに３Ｋが揃った産業といえます。

このように、ヘルスリゾートは滞在者を健康にするだけでなく、新たな雇用を創出し、経済的発展にも結びつき、地域社会そのものを健康にする可能性を秘めているのです。

Part 5

自然とつながる生き方

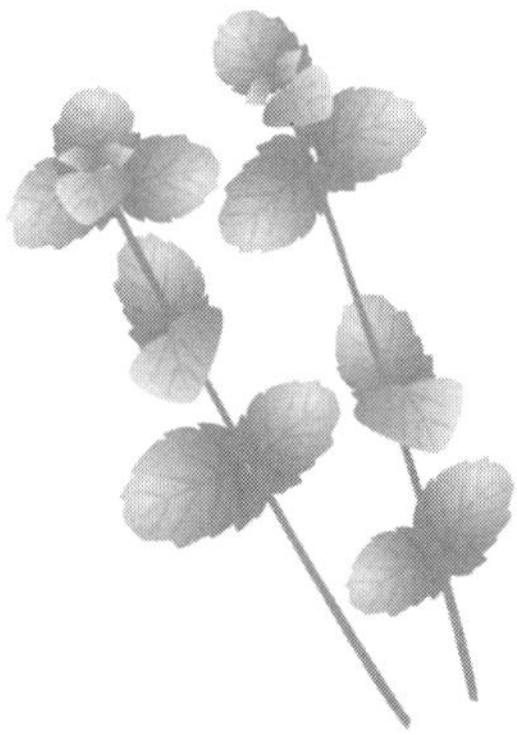

自然が教師でありヒーラーである

日本においても統合医療を視野に入れたトータルな健康づくりの場としてのヘルスリゾート（健康保養地）への注目度が高まってきており、ホリスティックな養生施設も少しずつ増えてきています。

中でも、今から27年前（１９８６年）に設立された信州安曇野にある穂高養生園は、その草分け的な存在です。

身体に優しい食事、ヨーガや散歩などの適度な運動、心身の深いリラックス。この3つのアプローチにより、誰にでも備わっている自然治癒力を高めることを目的とし、里山にある2つの宿泊施設では、「食事・運動・休養」という総合的な観点から、体調を改善するための様々なプログラムを提供しています。

日本ホリスティック医学協会の副会長で心療内科医の降矢英成医師も、この穂高養生園で森林養生プログラムを実施しています。

森は、木の香り、そよ風、木漏れ日、鳥のさえずりなど自然に満ちた空間。プログラムは、そこで森林療法をはじめ、ストレスケアについてのレクチャー、各種セラピー（整体、鍼灸、アロマセラピーなど）、身体にやさしい食事をトータルで体験できる内容で、患者さんや一般参加者はもちろん、降矢医師ご自身もリフレッシュして、失礼ながら（!?）ずいぶん若返っているように見えます。

森林療法ワークショップでは、自律神経測定の機械を使って、ワークショップ中に2回自律神経の働きを計測し、その結果を比べることで森林療法の効果を実感することができます。

安曇野の豊かな森の中で、心と身体のリラクゼーションを感じることを目的としたこのワークショップは、参加者にとって癒しのひと時であると同時に、ライフスタイルをふり返るきっかけにもなっているようです。

降矢医師は、穂高養生園の他にも各地で森林養生プログラムを実施していますが、森林療法（セラピー）などの取り組みも「緑の医学」の範疇に属するものです。

穂高養生園の代表である福田俊作さんや降矢医師は、ホリスティック医学を志向する同志のような存在ですが、お二人に共通しているのは、「自然が教師であるとともに、すばらしいヒーラーである」という認識と体験ではないかと思います。

オーダーメイドの医療を提供する診療所

もう一か所、ヘルスリゾートメディスン（健康保養地医学）を目指して、栄養・運動・休養の3本柱を土台にしたライフスタイル提案型の予防医学を実践している施設をご紹介しておきましょう。

それは富士山の麓の朝霧高原にある、山本竜隆医師が所長を務める「朝霧高原診療所」と「富士山静養園」です。

山本医師は、アンドルー・ワイル博士の統合医療プログラム（アリゾナ大学医学部統合医療プログラム）で学び、統合医療ビレッジ院長、聖マリアンナ医科大学予防医学教室助手などを経てきた若手のドクターで、現在、朝霧高原診療所では、環境医学や地域医療に力を入れています。

内科、皮膚科、小児科および漢方内科を行う保健医療機関や在宅支援診療所としての診療活動と平行して産業医業務などを行うとともに、中山保養地という標高約７００ｍの立地を活かした、養生のための各種健康プログラムも実施しています。

環境医学とは、自然環境や社会、生活全般を含めた幅広い視点で人の健康や医療をとらえて実践していくことであり、山本医師は、「それが本来の医療の有り方、医師としての活動ではないか」と述べています。

養生医療としては、アンチエイジング治療、高山病予防、高濃度ビタミンC療法、森林療法、ホメオパシー、メディカルハーブなどを取り入れた医療の他、和《なご》みのヨーガ、森林ヨガ、カラーセラピー、アロマセラピーなどの代替療法を提供しています。

「検査では正常といわれたけれど辛い」「さまざまな診療科からたくさんの薬が出ていてそれを整理したい」「健康増進の相談をしたい」「できるだけ自然な治療法を選択したい」等々といった多くの人たちの身近な要望に応えられる家庭医、そしてバランス感覚と誠実さを忘れず、オーダーメイドの医療が提供できる統合医療医がいるアットホームな医療施設。

そんなオルタナティブな医療を目指す朝霧診療所と山本医師の今後に大いに期待するとともに、ここで、山本医師がある脚本家の言葉にヒントを得て、ご自身の価値観に大きな影響を受けているという言葉を引用させていただきます。

あなたは文明に麻痺していませんか？
車と足は、どちらが大事ですか？
石油と水は、どちらが大事ですか？
薬品と食品は、どちらが大事ですか？
知識と智恵は、どちらが大事ですか？
理屈と行動は、どちらが大事ですか？
批評と創造は、どちらが大事ですか？
工業と農業は、どちらが大事ですか？
治療と予防は、どちらが大事ですか？

森で体験する環境教育プログラム

前述したように、ヘルスリゾートメディスンは、自然のフィールドに応じて多様な形がありますが、場所やスタイルの違いに関わらず、自然の生態系サービスの中で利用者の自然治癒力を高め、生き方を見直すきっかけづくりができることが重要なポイントです。

つまり、豊かな自然環境のもとで内なる自然とのつながりを取り戻す、そのきっかけを提供する場づくりです。

とりわけ、植物療法においては森というフィールドがなじみ深いことから、弊社においてもそのような取り組みを行っています。たとえば、2泊3日の宿泊型環境教育プログラムでは、ハーブへの関心を入口に、観て、聴いて、嗅いで、自然を肌で感じるために、五感を研ぎ澄ましてくれる豊かな森のフィールドに出かけていきます。

この環境教育プログラムは、財団法人キープ協会との協同によるもので、「森は自然のホスピタル」というコンセプトの下、四季折々に応じて定期的に開催しています。

キープ協会は、山梨県清里高原にある環境教育の草分け的機関です。ポール・ラッシュ博士の「人類への奉仕」の理念に基づいて1956年に設立されて以来、食糧・保健・信仰・青年への希望・環境教育・国際協力の6つのビジョンを掲げて教育・環境・健康に関するプロジェクトを実践するとともに、高冷地の食糧生産としてジャージー牛を飼養しての酪農を実践し、特に環境教育事業では30年近い歴史を誇ります。

当地では、四季を通じて子どもから大人までさまざまな自然体験学習や研修が行われていて、映画『西の魔女が死んだ』のロケ地としても知られています。

参考までに、環境教育プログラムの過去の実施例について記しておきます。

参加者は主にハーブや自然を好む都会暮らしの女性たちで、現地での案内人・講師をキープレンジャーの方にお願いします。

初日の自然体験プログラムでは森に入り、五感を研ぎ澄ます準備運動からスタートします。ストレッチで身体をゆるめ、目を閉じて自然の音に耳を澄ませながら、その場の香りを嗅ぎ、日光を肌で、落葉を足裏で感じてみます。自分の呼吸に意識を向けながら、森の小路をゆっくりと歩くことで呼吸が深まります。

思考を休めた状態で「自然からの贈り物に気づく」プログラムへ。予め案内人が集めておいた物を黒い布の上に並べ、一瞬だけそれを参加者に見せ、参加者はその自然物を2人1組になって探し当てます。植物の葉や実、小枝など一つ一つ案内人の解説を聞きながら、みごと当たっていたかどうかを確認していきます。

その後、室内で「温泉とハーブのシナジー」と題してのレクチャー。参加者は、ドイツのクナイプ療法を例にあげながらの薬草入浴療法の解説に熱心に耳を傾けながら、清泉寮新館の源泉かけ流し温泉の入浴に期待が膨らみます。

夕食後は、薬学博士の村上志緒さん（トトラボ植物療法の学校代表）のリードによって、昼間皆で採取したモミの樹脂を使ったトリートメントオイルでハンドマッサージ。

2日目の朝は、新鮮な空気を身体に取りこみながら周囲を散策し、キープの敷地内にある映画『西の魔女が死んだ』のロケセットを見学。自然体験プログラムは、エコ・バッグ作り。タンポポの葉やクローバーの葉など、森で集めた葉っぱを各々が自由にデザインして絵具で色をつけていきます。

「清里の森の恵みを活かしたスキンケア」の実習では、カラマツを粉末にし、当地のジャージーミルクと混ぜ合わせたパック剤を制作。いずれも森や自然の多様な恵みを身近に感じさせてくれる実習です。

以上の内容は一例で、そのつどテーマを設けて四季折々に応じた内容を実施しています。

スギやヒノキ、モミなど針葉樹特有のウッディー系の爽やかな香り。そんな森の香りは、その場に行かなくてもエッセンシャルオイルの形で都会でも気軽に楽しむことができます。

と同時に、多様性に満ちた森にはさまざまないのちのドラマが展開していることから、実際にその場に身を置くことによって、より多様な森の香りや恵みが実感できるのもまた事実です。

このように、ハーブは地方と都会を結んでくれる森のギフトでもあります。

というわけで、弊社ではハーブと絡めて地元の自然と親しむネイチャーゲーム（シェアリングネイチャー）などのセミナーも行っており、そこにはハーブやアロマの愛好家に加えて、身近な自然に親しみたい親子なども気軽に足を運んでくれています。

環境先進国ドイツに学ぶ循環型社会

さて、弊社では1985年より植物と水のもつ癒しの力に着目すると共に、2001年にはグリーンフラスコ研究所を設立し、植物型のライフスタイルの研究とエビデンスの蓄積を行ってきました。

そして、それぞれの専門領域をもつ数名の外部スタッフと共に、ヘルスリゾートの企画・開発におけるシンクタンクとしてヘルスリゾート研究所も設立しました。

なぜこのような新たな取り組みにチャレンジしているかというと、ハーブや「緑の医学」がオルタナティブな社会に向けてのけん引力になることを微力ながら実証したいがためです。

大げさに聞こえるかもしれませんが、植物型ライフスタイル、さらにいえば植物型文明への転換や社会進化を目指した、ささやかなる第一歩であると自負しています。

植物型ライフスタイル、植物型文明とは、これまでの弱肉強食という動物社会の掟を偏った形で正当化してきた先進諸国による近代社会のあり方、すなわち、過度の競争原理や物質・経済至上主義、あるいは大都市一極集中や化石燃料・原発依存型文明等々が生み出している諸問題をきちんとセーブし得るような、植物社会の仕組みや自然界の循環システムに学ぶ生き方や文明を意味します。

言い換えれば、現在世界を席巻しているグローバリゼーションに対してのローカリゼーション、あるいは「緑の党」などに見られるスローライフや脱原発・持続可能なエネルギー社会への転換とも軌を一にするものです（この点については次章で詳述します）。

これは、これまでのコンクリートに代表される「白い文明」から、森に象徴される「緑の文明」への転換ともいえるかもしれません。

現代文明の病理を克服し、緑の文明を推進するためには、個々人のホリスティックな健康を取り戻すと同時に、社会や国家の健康を構築していく必要があり、「緑の医学」はそのための安心・安全な処方箋になり得ると思うのです。

理想を現実化するためには、モデルが必要です。

とりわけ、環境政策においては、第二次大戦後、いち早く方向転換をはかったドイツが一つのモデルになり得るのではないでしょうか。

ドイツの環境政策の特徴は、永い間森に親しんできたドイツ人の「自分たちの環境は自分たちで守る」という確固たるメンタリティーに加えて、国民の危機意識から芽生えた草の根運動の広がりによって、政治面での方向転換がうまくはかられたということです。

具体的には、1960年代後半から1970年代にかけてルール工業地帯で発生した大気汚染が契機となり、一部の熱心な市民や団体が自治体や国の政治家たちに粘り強く訴えたことで当時のブラント政権が「ルールに青空を」運動を推進。その結果、環境保護運動が国内に広がりました。

その後、1972年にストックホルムで開催された国連環境会議をきっかけに、ドイツ国民の環境に対する意識が高まりをみせ、さらに1980年代初め、酸性雨と大気汚染のため、ドイツの豊かな森が次々と枯死・衰弱し、被害は全国の森林面積7・7％にのぼるという異常事態にドイツ国民は大きな衝撃を受け、自分たちの生存基盤を守るために国全体の政策が環境保護の方向へと向かった結果、原発反対と自然保護を党是としていた「緑の党」が大きく躍進したのです。

同党は、1979年ブレーメン州議会に進出し、地方での政治活動の後、州議会で躍進し、1983年には連邦議会に27議席を獲得。1985年にはヘッセン州で社民党と連立政権を組み、その年の12月に初の環境大臣としてフィッシャーが選出され、1994年には、「次世代のために自然を守る責任がある」ことが、日本の憲法に相当する「ドイツ基本法」に加えられ、その後のドイツ環境保護政策の方向性を示すものとなりました。

さらに1998年の総選挙では、野党の90年同盟と統一会派を構成し、47議席を獲得しています。

このように「緑の党」は、環境保護、平和主義、反核、反原発を掲げて、一段一段着実に理想に向けて階段を昇ってきたわけですが、その始まりは、学生、主婦、サラリーマンなど一般市民による草の根運動でした。

名もなき人々の智恵と力が結集して、政治を大きく動かしたのです。

しかし、残念なことに、2005年秋の総選挙の結果、環境政策を積極的に進めてきた「緑の党」が政権の座から降りることになりました。

今後、ドイツの環境政策がどのように変わっていくのか不透明なところはあるものの、日本においてもすでに「緑の党」が結成されていることから、この新たな芽を育てられるかどうかが、今、私たち自身に問われています。

森が教えてくれる生物多様性

ドイツといえば環境政策だけでなく、森林生態系の研究分野についても多いに学ぶべき点があります。

これは「ドイツの植物療法に学ぶ会　日独環境植物療法研究所」の最高顧問である宮脇昭先生（横浜国立大学名誉教授）からのうけうりですが、宮脇先生の恩師であるドイツの植物学者・チュクセン教授が「潜在自然植生」という概念を初めて提唱され、宮脇先生はその潜在自然植生の概念に基づいて、国内のみならず世界各地で森づくりを行っています。

潜在自然植生とは「一切の人間の干渉を停止したと仮定したとき、現状の立地気候が支持し得る植生（人間が影響を加える前のオリジナルな原植生）」のことです。

宮脇先生によると、主に日本列島（一部地域を除く）における潜在自然植生の主木は、常緑広葉樹のシイ・タブ・カシ類であり、鎮守の森にはその土地本来の樹種が残っていることから、それを防災に強いいのちを守る「本物の森」と称し、宮脇先生の指導の下、世界中で本物の森づくりが行われています。

この土地本来の森は、高木層、亜高木層、低木層、下草層、土中の微生物群、カビなどが立体的な構造をつくっている多層群落の森で、お互いに少し我慢して共存しながら暮らしているのが特徴です。

つまり、生物多様性が確保されている森だからこそ、最も強く、永く生態系の機能を保つことができるわけで、宮脇先生も多様性の重要さについて次のように述べています。

『自然界、生物社会においては、他と違うことが大きな意味を持ち、多様性こそが最も強い表現力となるのである。

その意味で、画一的に規格化された単一の文明、すなわちモノカルチャー（単一植樹・単植林）を強いることは自然界においては不安定、不健全な状態で、最も危険である。

（略）この豊かな多層構造の森に包まれていれば、おそらく私たち人間もいかなる災害からも免れて、より健全で間違いのない暮らしが確実に明日に向かって持続できるはずだ。

土地本来の森は、地域的には防災・環境保全林、水源涵養林の役割を果たし、生物多様性を回復する。そして地球規模では、生物多様性を維持し、大気中の炭素を吸収、固定して地球温暖化の抑制に寄与する。

生物多様性とは、ただ生育している植物や生息している動物の種数が多いという意味ではない。それぞれの地域で、持続的に安定した土地本来の森やその周辺の草原、湿原などのトータルなシステムがあってこそ持続できる多様性である』

宮脇先生が述べているように、持続的に安定した土地本来の森を核にして、周辺の草原や低木林が広がり、そこに生存している菌類、微生物、植物、動物、さらには人間までを含めたすべての生命集団が発展し、持続できるわけで、まさにこの多様ないのちのつながりこそが、自然界の循環システムを支えているわけです。

特定の樹種だけが生育・繁茂しているような場所は自然界にはなく、そのような偏った人工林は自然災害に対して極めて脆弱であることからも、自然界においては生物多様性が盤石な存在基盤となっているのは明らかです。

ハーブに寄り添うためのもうひとつの道

「自然が教師であり、ヒーラーである」という言葉には、自然界のシステムと私たちの身体や人生には相似性がある、という意味も含まれます。

それを探求する研究分野の一つが、占星術です。

日本では、占星術は数ある占いの中の一つとして、当たるも八卦、当たらぬも八卦的に見られがちですが、実は、占星術の「照応と象徴」といった世界観は、伝統的ハーブ療法の世界観そのものと言えます。

そもそも、ヨーロッパのハーバリストは、天体の運行と人体（肉体や感情）、ハーブの相関性を研究する占星術家でもありました。

この点に関して、心理占星学研究家の岡本翔子さんは、著書『完全版 心理占星学入門（アスペクト）の中で次のように述べています。

『占星術は、「照応と象徴」のコスモロジーです。マクロコスモス（大宇宙）とミクロコスモス（小宇宙）は、お互いに連動し合っている。この考え方は「万物照応の法則」と呼ばれ、占星術の基礎となっています。

ミクロコスモスとしての人間の魂は、大宇宙のミニチュアのようなもの。となると出生天宮図（ホロスコープ）は、人間の魂（心）をうつす象徴的な地図ということになります。そしてこの地図は、その人の潜在能力や可能性がすべて含まれた種のようなものです』

岡本さんは、80年代より英国占星学協会で心理学をベースにした占星術を学び、ロンドンにある心理占星学センターの設立主要メンバーである故ハワード・サスポータス氏に師事。帰国後はカルチャーセンターでの講義や雑誌での連載などで、日本に心理占星学を紹介したパイオニアです。

メディカルハーブやアロマセラピーにも造詣が深く、執筆のかたわら、世界中に点在する占星術にゆかりのある場所を旅し、その土地に伝わる占星術を発掘、研究しており、近年、地中海沿岸の占星術を探るうちにモロッコの魅力に開眼したという岡本さん。その時の想い出をこう語ってくれました。

『初めてモロッコの砂丘で見た月は、とても大きくて衝撃的でした。モロッコの中でもその美しさで旅行者を魅了するメルズーガ砂丘です。夕日に照らされてバラ色に染まる砂丘、自然が描き出す風紋。その砂はまるで蜂蜜を流したように滑らかで官能的でした。そして、大地を焦がす太陽が西の空に沈むと、やがて空の色は刻々と変わり、地平線すれすれから、数えきれないほどの星が昇ります。特に新月の砂漠の夜空は、まるで金糸銀糸を縫いつけた漆黒のビロードのよう。静寂の夜の砂丘に腰かけて、いつまでも星を眺めていたくなります。

また、モロッコは知られざるハーブ大国で、喉を潤す甘いミントティー、ハマム（イスラム式風呂）で使われるローズウォーターやアルガンオイルなど、それらの植物が豊かに育つハーブ園も見どころの一つです。

岡本さんはアラビア語を習得したことで現地のネットワークはさらに広がり、旅行雑誌のナビゲーターや旅行会社主催の説明会の講師も務めるなど、さながらモロッコ伝道師としての活動も多忙とか。

そんな岡本さんが訳された『ハーブ占星術』（エリザベス・ブルーク著／東京堂出版）は、植物療法と占星術との関係が最も盛んだった17世紀英国の思想を軸に、ハーブと肉体や感情の関係、魔術的側面など、ヨーロッパに伝わるハーブの歴史を知ることができる名著です。

現代ハーブ療法の科学的アプローチに加えて、こうした視点を身につけることで、ハーバルライフがより豊かなものへと変容することからも、すべてのハーバリストにお勧めしたい一冊です。

占星術によって示されるホロスコープは、「自分自身を知る」よき道具であり、現代人にとって自分を再発見する旅であり、見失われた魂を探し出す旅でもあるという岡本さん。

ハーブにも詳しく、いち早く月のリズムを取り入れたライフスタイルを提案するなど、多くの女性たちの心をつかむ時代のキーウーマンの言葉だけに深みがあり、ハーブや植物療法に関心のある方は、ぜひご自身のホロスコープを通して、自然界とのつながりを再認識されてみてはいかがかと思います。

以上見てきたように、ヘルスリゾートメディスンや環境教育、あるいは森づくりや占星術など、窓口はさまざまであっても、その先には自然とつながる生き方のヒントがあり、各々体験を通して「自然が教師であり、ヒーラーである」ことが実感できるはずです。

Part 6

新時代を拓く「グリーン潮流」

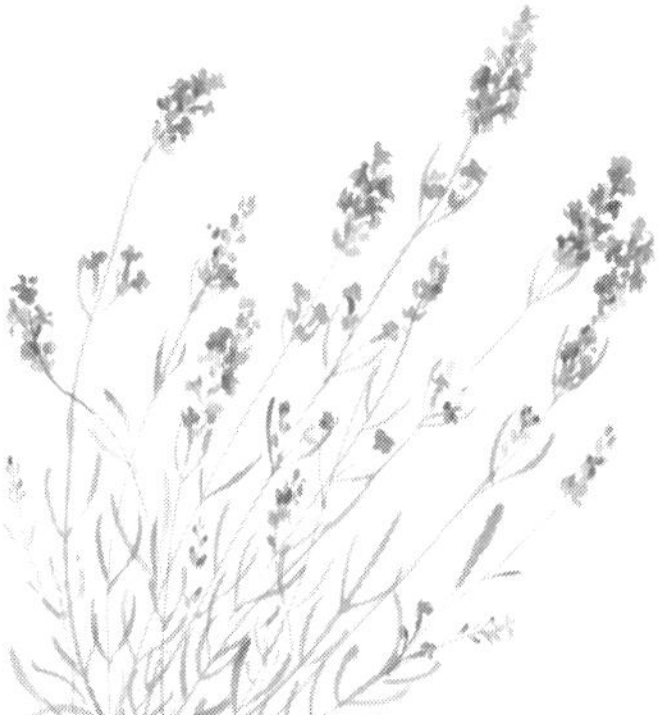

世界を画一化するグローバリゼーション

さて、このパートでは、「緑の医学」や「緑の文明」を目指すうえで乗り越えなくてはならない現実的な問題とこれからの展望について、皆さんと一緒に確認しておきたいと思います。

乗り越えなくてはいけないもの、それは一言でいうと、豊かな自然や文化の基盤である「多様性を阻むもの」です。

多様性を阻む最も差し迫った問題は、グローバル化した経済の影響です。

経済のグローバル化によって、世界中どこでも企業が自由に競争できるようになった反面、中小企業を守る規制が取り払われて大企業だけがシェアを広げ、中でも資本が一部の多国籍企業に集まって益々巨大化を遂げています。

アメリカなどは「富裕層の1％が99％を支配する国」といわれるほど金持ち天国になっていて、そのお金の多くが軍需産業に流れているとも指摘されている一方で、著しい経済格差や高い失業率の誘因となっていると同時に、日本にもその影響が及んで産業構造の大変化を迫られて地域経済の疲弊を招いていることは、心あるエコノミストたちが指摘しているとおりです。

経済のグローバル化は、結果的に、地域産業の弱体化、地域文化の衰退、地方自治体の財政悪化、環境問題の悪化等々によって、文化的多様性や生物的多様性まで否定するおそれがあります。

その弊害は、アメリカ内や日本に限らず、世界各地に飛び火していることから、世界各地で反グローバリズムの動きが起きています。反グローバリズムとは、多国籍企業による発展途上国の搾取や通貨金融危機の発生、環境破壊を招くとする批判や大衆運動です。

反グローバリズムのシンボル的な存在である、バンダナ・シバの著書『バイオパイラシー』（緑風出版）には、グローバル化による生命と文化の略奪がどのように起きているかが詳細に綴られていて、その要点は次のようなものです。

・グローバリゼーションの名の下に、先進国とりわけ欧米諸国は、ＷＴＯ（世界貿易機関）を媒介に「特許獲得」と「遺伝子工学」という新しい武器を巧みに使って、第三世界を再植民化しようとしている。

・これはコロンブス以来行なわれてきた植民地政策の究極の形である。

・グローバル化は、長い時間をかけて世代を通して培われてきた「地域固有の知識」の価値を否定するばかりでなく、生命自体をも植民化しようとしている。

・市民は生物学的多様性と文化的多様性を守るために立ち上がらなければならない。

ようするに、多国籍企業は、途上国住民の長年にわたる伝統的生活によって保全・利用されてきた豊かな生物資源（生物多様性）を企業エゴによって利用し、バイオテクノロジーにより食料や医薬品など商品開発をして莫大な利益を上げている。にもかかわらず、途上国にはその利益の公平な配分・還元や技術移転などがなく、それは生物資源の盗賊行為に等しいことから、生物帝国主義とも呼ばれています。

つまり、こういうことです。

遺伝子組み換え企業（多国籍企業）は、その遺伝子組み換えによって環境をリスクにさらし、農薬によって環境を汚染している。さらに、同時に種子産業の独占も計っており、世界中の種子企業のかなりの部分がすでに遺伝子組み換え企業によって買い占められている。加えて、化粧品、医薬品メーカーが第三世界の生物多様性の豊かな種子を探索し、それを自分たちの特許として知的所有権を取得し、その使用を独占しているのです。

反グローバリズムの潮流

生物多様性と文化多様性を象徴する存在として、今、地域固有の小さな種に目が向けられ、稀少な種を守ろうという草の根運動も起きており、これはグローバリズムに抗するローカリゼーションのムーブメントともいえます。

ローカリゼーションというのは、主に地産地消的な取り組みをはじめとする経済のローカル化のことを指し、お互いに顔が見える小さな規模（システム）で、天燃資源を循環させる産業形態を特徴とする持続可能な社会づくりでもあります。

その流れにあるのが、F1品種への依存から在来作物（在来種）への転換です。

F1とはバイオテクノロジーによる交配によって作られた雑種一代目（交配種）ということで、品種改良されてできた新品種のほとんどがF1であるといわれます。

F1品種の作物は一代限りで、F1の作物から種を採ろうとしても種は採れないことから、毎年新たに種を購入する必要がありますが、遺伝子構成が同じで画一的な形質で揃いもよいことなどから、流通・販売などの利便性を優先する商業栽培ではＦ１品種が主流となるのです。

このため、現在スーパーなどで一般に流通している野菜や花の種の多くがＦ１品種であり、同じ種類の野菜や花であっても、その作物から種が採れる「在来作物（在来種）」とはまったく異なります。

在来作物とは、特定の地域において、穀物、果樹、野菜、花などの人の手で栽培され、かつその栽培者によって種苗の保存が続けられ、食用、薬用、繊維、染料、儀礼、鑑賞など特定の用途に供されてきた作物のことで、基本的に伝統野菜は在来種です。

そのように、かつては多くの在来作物が親から子、孫へと引き継がれて、その地域で維持・継承されてきたのですが、高度成長期以降、経済効率や生産効率を優先する時代になって、Ｆ１などの商業品種に置き換えられてきたのです。

ところが、このままだと在来作物が絶滅する恐れがあることから、遺伝的多様性をもつ生物資源であり、かつ栽培技術や食文化などの文化多様性をも含んでいる在来作物をできる限り収集、保存し、幅広い利用方法を考えていくことによって、生物多様性と文化多様性を守っていく必要があります。

循環型社会を目指す緑のローカリゼーション

こうした在来作物の価値を見直し、地域の生物多様性・文化多様性を守ろうとするローカリゼーションは、スローフード運動に代表されるように、食文化や生活様式までも見直すことによって循環型社会を目指し、地域の中で小規模に展開し、地域コミュニティの皆に恩恵が行き渡るウィン・ウィンな経済活動や自給・自立経済につながります。

日本でもローカリゼーションの動きが少しずつ出てきていますが、ローカリゼーションによって自給・自立が可能な事例を紹介している書籍も注目を集めています。

サブタイトルは「1000万人が反グローバリズムで自給・自立できるわけ」、メインタイトルは、『スローライフ大国キューバ・リポート』（築地書館）で、著者はサラリーマン稼業のかたわら有給休暇を利用してキューバを16回も訪れたという吉田太郎さんです。

本書は、アメリカ主導のグローバリズムに真っ向から反旗を翻し、斬新な持続可能国家戦略を柱に、官民あげて豊かなスローライフを実現させ、自給自立の道を突き進むカリブの小国キューバの実態と、その陽気なラテン人たちの姿を追った現地リポートの第二弾です。

本書によると、キューバではこのような取り組みがなされているそうで、オーストラリアのビル・モリソンが考案した「パーマカルチャー」なども実施され、自然と共生するエコビレッジから、脱石油化社会に移行するためのトランジション・タウンなどの取り組みも進んでいるといいます。

キューバ国民が成し得たように、化石燃料への依存度をできるだけ下げて、地上の天燃資源を用いて、自然と共存できる適正技術を駆使した新しいシステムによって、循環型社会を構築するのは夢ではないことがわかります。

現に、このようなローカリゼーションのうねりは世界中で起きていて、各地にエコビレッジやトランジション・タウンなどが広がっており、自然由来の食やエネルギーは地域に根ざすことから、21世紀型の経済は地域分散のネットワーク型になり、それが地域の新たな雇用をも作り出すと予測されています。

金子勝氏は、『「脱原発」成長論』（筑摩書房）の中で、脱原発によってそれは可能であり、それこそが新しい産業革命へつながると、次のように述べています。

『原発産業に代表されるような、集中メインフレーム型の経済システムはもう断末魔の状況にあります。脱原発は、単に地球環境のことだけではなくて、経済や社会も持続可能にするものなんです。ビジネスチャンスが生まれ、イノベーションが生まれるんです。スマートグリッドが新しいインフラになり、皆が電気を作って儲けることができる。耐久消費財もスマート化していく。たとえば、電気自動車の普及で新しい技術開発の余地は多いし、食べていける人が増える。スマートハウスで建築や改修の需要が増え、住宅メーカーや電機メーカーの人たちの雇用が増える』

このような理想を現実化するための草の根運動の一つが、前述した「緑の党」の活動です。

『緑の政治ガイドブック』（ちくま新書）には、１９７０年代に誕生し、世界的な広がりを見せている緑の政治について詳しく論じています。緑の政治には、保守、革新、異なる思想・イデオロギーなど様々な立場が混在しているものの、いずれにしても、グローバル資本主義があらゆる局面で行き詰まりを見せている今、自然と共生するために私たちと私たちの社会がどのように変わっていけばいいのか、その道筋を示してくれています。

この「解説」（鎌仲ひとみさんとの対談）中で、思想家の中沢新一氏は緑の運動についてこう述べています。

『緑の運動はある部分では左翼運動とよく似た本質を持っている。それがいまのグローバル型資本主義に対する対抗運動だからです。しかし保守とも共通点をもっている。それは土地や地域と結びついて、そこに立脚して、そこで育った文化から発する運動だからです。ということは、緑の運動は保守と左翼を両方かかえこむ運動ということになる。あるいは、その両方に共通しているものを、自分の立脚点にしていく運動だと思うんです』

まさしくこれは、左右の脳をつなぐ脳梁的発想であり、先住民の伝統（右脳）と、最先端科学の知見や技術（左脳）を現代人にとって実現可能な形で融合する、中庸文化の創造にもつながります。

このように、保守対革新という従来の枠組みや対立概念を超えた、中庸的な考え方が支持されるようになってきたのは、とりわけ3・11以降、これまでの人間中心の価値観やシステムでは限界があることは明々白々になったことから、森にシンボライズされる多様な循環型社会の中で、一人ひとりがイキイキと暮らせる生き方へとチェンジできるような、根本的なパラダイムシフトを望んでいるということでしょう。

新時代のキーワードと日本の独自性

ローカリゼーションに見られるスロー・スモール・シンプルな生き方、いのちの多様性を尊重する在り方、こうした新しい時代のキーワードは、ハーブの特質や「緑の医学」のコンセプトとも合致します。

また、「緑の党」（緑の運動）のように石油や原子力に依存しない政治指針は、従来の極端な科学技術依存による酸化型文明から、自然や森を中心に据える還元型文明への転換につながります。

化学物質の乱用による人体や土壌、海洋、大気汚染に至るあらゆるレベルでの酸化現象をくい止めなければ、私たちの健康も、社会の健康も、地球の健康も望めません。ようするに、現代人にとって、ホリスティックな健康や地球環境の保全のためには、すぐれた抗酸化力（還元力）をもつハーブやみどりのチカラがどうしても必要不可欠なのです。

その意味で、「緑の医学」は「緑の党」の厚生労働省的な役割を担うものだといえるでしょう。

私はこうした一連の動きをひとまとめにして、「グリーンの潮流」と呼びたいと思います。

この新時代を拓くグリーンの潮流を一人ひとりがそれぞれの分野で意識的に推し進めていくこと、それこそがオルタナティブな生き方ではないでしょうか？

オルタナティブとは、代替文化ともいえます。

これまで述べてきた、ホリスティック医学や代替療法なども、そもそもは1960年代半ばから1970年代に北米を中心に起こったカウンター・カルチャー（対抗文化）から始まっています。

対抗文化は、大量採取、大量生産、大量消費、大量廃棄に支えられた現代文明を批判し、よりエコロジカルな文明を提起し、その中で現代文明に代わる代替案に共通する思想がオルタナティブといわれたのです。

規格・大量生産による画一的な工業製品のオルタナティブは、手仕事の復権であり、プラスチック（ビニール）製品を避けて自然素材を愛し、衣食住に必要なものの多くを自然素材による手づくり製品でまかなおうとする人たちが増え、マクロビオティック（玄米菜食）などを広めたのも、オルタナティブ思想をもった当時のヒッピーと呼ばれた人たちでした。

医療分野では、要素還元主義的な現代医学に対してオルタナティブ医学として、ホリスティック医学運動が盛んになり、その中から、自然治癒力を中心にすえた各種の代替医療が生まれてきたわけで、今日本でも定着しているヨーガや瞑想などもその延長線上にあります。

オルタナティブ医学としてのホリスティック医学や統合医療の多くは、多様なるいのち、言い換えれば生命エネルギー場そのものに働きかけるものであり、グリーン潮流の柱となるものの一つですが、やはりそこには多様性が認められます。

多様性という視点から見ると、日本における独自性が問われるわけですが、ホリスティック医学やオルタナティブな活動は今後日本においてどのような展開を遂げるのが望ましいのでしょうか。

この点に関して、アメリカでカウンター・カルチャーに出会い、いち早く日本でオルタナティブな活動を続けてきた上野圭一さんは、日本独自の文化や展開があるのではと次のように述べています。

『ホリスティックに関しては、1970年代にジャン・クリスチャン・スマッツによる「ホーリズムと進化」が再発見され、ホリスティック・ヘルスへと進みボディ・マインド・スピリットという全体論、心身一如の考え方が出てきたわけですが、これは、心と身体はつながっていてそれぞれがネットワークを組んでいて相乗効果を発揮する「全体はそれを構成する部分の総和よりも大きく、決して同じものではない」という〝Holism〟（ホーリズム）という概念が発端です。

スマッツによるホリスティックという造語は、古代ギリシャ語の「Holos」を語源とし、「WHOLE」（全ての）、「HEAL」（癒す）、「HOLY」（神聖な）、「HEALTH」（健康）へとつながっていることを示しています。

このように、ホリスティックとはアメリカで生まれた概念ですが、そのアメリカにおいては統合医療へと波が移りつつあります。一方、日本では、ホリスティックは統合医療の先にあるものであることからも、日本独自のホリスティック観や独自の展望があるはずで、その意味では、ホリスティクという言葉に代わるもっと何か適切な日本語訳を見出せるのではないかと思います。

オルタナティブに関しても同じで、古来より日本人が大事にしてきた生活文化の中に見直すべき智恵があるはずです。

僕自身はアメリカに住んでいた頃、オルタナティブについて大いにヒッピー達から学びました。彼らは先住民による持続可能性の高い生活を真似ようとしていたんです。

Hipとは「ものの分かった」という意味で、Hippieとはヒップちゃんたち、もののわかったお嬢ちゃんたちという意味です。但し、ヒッピーという言葉はマスコミがつけた蔑称で、彼らは自分たちがヒッピーだと思ってはいませんでしたが…。

彼らは消費にとりつかれた親の暮らしぶりを見て嫌気が差し、自然と共生する先住民（ネイティブアメリカン）の暮らしに倣おうとした中産階級の白人達で、サイケデリックなドラッグによって、ある意味「現実」が「幻想」であるとの認識も持っていました。

そんな影響もあって、僕は日本に戻ってきてから、「スワノセ第四世界」を1976年に製作したんです。これはドキュメンタリー映画で、より少ない資源で豊かな生活を送ろうと諏訪之瀬島に都会から移り住んだ、詩人のナナオサカキをはじめとする芸術家達や火山学者たちの暮らしぶりを描いたものですが、今ふり返ると、ちょうどこの映画ができた頃に福島第一原発がつくられた。

ところが、アメリカはもっと先行し、既に原発をつくっていた。だから、スワノセに登場するゲイリーは、石油依存、原子力依存に対して批判的な立場から、「うまくいかないからやめておいたほうがいい」と異を唱えたわけで、3・11の原発の問題は、このスワノセに出てくる人達が既に40年前に気づいていたこと。でも、彼らの声が届かないまま、ずるずると今にちまで来てしまったわけです。

しかし、日本にもアイヌなど先住の民がいたし、まだいる。まずは足元にある縄文以来続いているライフスタイルを教科書にすることが大事で、たとえば、九州の椎葉村で焼き畑農業を一人で継承しているおばあちゃんがいて、深い智恵を継承しながら持続的な生活を営んでいます。そういう人が現存しているので、そこから学ばない手はないと思います』

真心、そして祈りによる手当て

上野さんが語るように、アメリカ発のホリスティックに代わる日本語を見出し、かつての日本人が営んでいた自然と共生する智恵を見直し、継承し、再構築していくことが大事で、その試みが多様性を重んじるオルタナティブな生き方にもつながるはずです。たとえば、身体のケアの方法にしても、かつては家庭の中でしっかりとした手当てがなされていたと上野さんはいいます。

昔は病気になると、安静が大事と寝かされ、白湯やお粥が布団の傍に運ばれ、それを口に入れてもらい、氷を砕いて氷まくらや氷嚢がおでこに当てられた。便秘になると、イチジク浣腸があり、下痢になると湯たんぽでおなかを温めてもらった。病人が家に寝ていると、家族で見守りお世話をしながら、地域の方にも声をかけてもらって自然にケアする心が育まれていく。

そのような手当てによって、家族をケアし、ケアされることによって、いのちの輝きが増していく…。

これは、誠心誠意相手に寄り添い、関係性を大事にする日本的なホスピタリティであり、「真心（まごころ）」や「無私の祈り」を大切にする文化ともいえるかもしれません。

真心とは、真実の心、偽りや飾りのない心、誠意とも同意ですが、仏教的には「真我」「大我」などとも表現され、古代インド哲学（バラモン思想）の「アートマン」という概念とも相通じる面があります。

アートマンは、「呼吸（息）」から転じて生命本体としての「生気」「霊魂」「自己」「自我」の意味に用いられ、さらに、「万物に内在する霊妙な力」「宇宙の根本原理」を意味するブラフマンとアートマンが同一であることを悟る＝梵我一如に至る、とも考えられており、この大宇宙（梵）と小宇宙（我）の融合・合一という考えは、東洋や西洋の神秘主義思想にも見られます。

これを言い換えるなら、マクロコスモス（外的宇宙）とミクロコスモス（内的宇宙）はホロニックな構造（個と全体の有機的調和）で、そこには共通原理が働いていることから、真心や祈りによって外部環境と内部環境をつなぎあわせる相互作用、すなわちボディ・マインド・スピリットにおける多次元的な共振共鳴が起きて本人の自然治癒力のスイッチがオンになり、その結果、いのちの輝きを取り戻すことができる――それがホリスティックな健康につながるということではないでしょうか。

いのちが輝く場づくり

上野さんご自身も、現在は豊かな山と海に囲まれた伊豆に生活拠点を置いて、癒しと憩いの場づくりに尽力されています。

去る2013年7月27日には、地元にあるリゾートホテルに「癒しと憩いのライブラリー」を常設し、その開館記念のオープニングイベントとして「おかえりなさい、いのちの伊豆へ」というテーマで、帯津良一医師（日本ホリスティック医学協会会長）を迎えての「トキめく生きかた・達者な死にかた」と題した講演をはじめ、地元のセラピストさんたちによる癒し&憩いのフェスティバルが盛大に開催されました。

日本初のホテル内ライブラリーを開館したのは、伊東にあるサザンクロスリゾートで、同ホテルの北村重憲オーナーが上野さんに「ホテルの一部をこれからの時代にとって有効に活用したい、そのためのアドバイスを」と相談を持ちかけたのがきっかけでした。

そこで、上野さんが提案したのが「癒しと憩いのライブラリー」で、自然療法やセラピー、健康に関心のある人たちに手持ちの本の寄贈を呼びかけて、ホテルの一角に会員制の図書館をつくる運びになったのです。

上野さんは世界の代替療法を先駆的に研究してきた経験を持ち、地元在住の各種セラピストたちとのネットワークを構築しており、一方の北村オーナーはアジア・スパ・アワードで最高トリートメント賞を受賞した「ＷＡＴＳＵ」（水中療法）をいち早く導入したセラピー通で、以前から上野さんのファンだったことから二人の出会いが化学反応を起こしたわけですが、イベントでは、帯津医師以外にも、「心・食・健・美」を中心としたトータルライフコーディネーターとして幅広く活動している佐藤研一さんの講演や、「ヒトを幸福にする医療――安心して産み、育て、暮らして、死ねる町づくりとは――」と題する上野さんと山本竜隆医師による対談も行われました。

その後、誠に残念なことに北村オーナーは逝去され、ご子息が後を継いで２０１４年にも第２回目の癒しのイベントを開催されています。

上野さんたちは、単に打ち上げ花火的なイベントで終わるのではなく、地域密着型の癒しの場づくりを目指しており、自然と共に生きるオルタナティブな生き方を求める人たちが、この生まれたての〝いのちを輝かせる癒しの場〟の今後に熱い視線を投げかけています。

ちなみに、イベントに参加したメンバーは、ボディワーカー、ヨガ教師、脱石油の化粧品・アロマの販売、助産師、アクアセラピスト、鍼灸師、カイロプラクター、健康管理士、クリスタルボウルセラピスト、臨床心理士、タイ式セラピスト、フェイシャルリフレクソロジスト、看護運動療法士、ホメオパス、キネシオロジスト、ホリスティックケア・セラピスト、アロマセラピスト、カイロプラクター、腸セラピー・セラピスト、倍音セラピストなど多岐にわたります。

現代の魔女たちが築く「緑の時代」

こうした地域に根差したオルタナティブな活動は、ホリスティックな生き方の提案でもあり、各地で同じようなコンセプトの市民による草の根活動が広がっています。

たとえば、前述した映画の他にも、『カンタ！ティモール』（広田奈津子監督）、『降りてゆく生き方』（倉貫健二郎監督）、『ミツバチの羽音と地球の回転』（鎌仲ひとみ監督）等々の映画の自主上映を核とした全国各地の市民ネットワークや、宮脇方式による本物の森づくり、パーマカルチャー、オーガニックや自然農、各地域に根差した再生可能エネルギーの推進、あるいは、経済評論家である内橋克人氏が提唱しているＦＥＣ自給圏などの広がりです。

ＦＥＣとはFood・Energy・Careの頭文字を採ったもので、食糧・エネルギー・介護を含めた人間関係の自給圏をつくり、これらを新基幹産業にまで発展させて、地域の活性化を実現しようという共生経済ともいえる考え方で、近年、各地のローカリゼーションの動きと連携して全国な広がりを見せつつあります。

このような新時代を予感させる潮流に共通しているのは、「女子力（内なる女性性）」「チーム力（協働）」そして、「土着力（フィールド）」です。

これらは、植物の特性とも合致し、ハーブや「緑の医学」の頼もしい担い手である現代の薬草魔女たちのイキイキとした姿とも重なります。

もちろん、魔女とはいっても女性をリスペクトしている男性も含まれていて、そこには新たな共生型ビジネスのチャンスも生まれるでしょう。

そうなれば、社会そのものが森のように豊かになってくる…。

こうしたいのちの多様性を尊ぶさまざまな市民運動によって、自然共生型の経済や社会システムづくりがやがて実を結ぶ、「緑の時代」が到来しつつあるのではないか…私はそんな密かな予感を抱いています。

そして、「白い医学」から「緑の医学」へ。「白い文明」から「緑の文明」へ…と。

その鍵を握っているのは、広い意味での現代の魔女たちです。

魔女とはいえ、過去の暗い時代とは違って、もう魔女狩りに遭うことを怖れることはありません。

なぜなら今は、権力を誇示し続ける時代の抵抗勢力よりも、現代のナチュラリストでもある薬草魔女の理解者やオルタナティブな生き方を望む緑の応援団がたくさんいる時代だからです。

これまで本書で述べてきたように、多少困難な状況があったとしても、それを乗り越えて新たな時代を創造するグリーン潮流のエネルギーが、少しずつではあるものの、確実に人々の心の中に浸透し始めているのは明らかです。

もしあなたがハーブに何かしら魅力を感じるのなら、どうかためらうことなくその潮流に参加してください。そして、ぜひ一緒に「緑の時代」を築いていきましょう。

Part 7

グリーンフラスコの歩みと緑の仲間たち

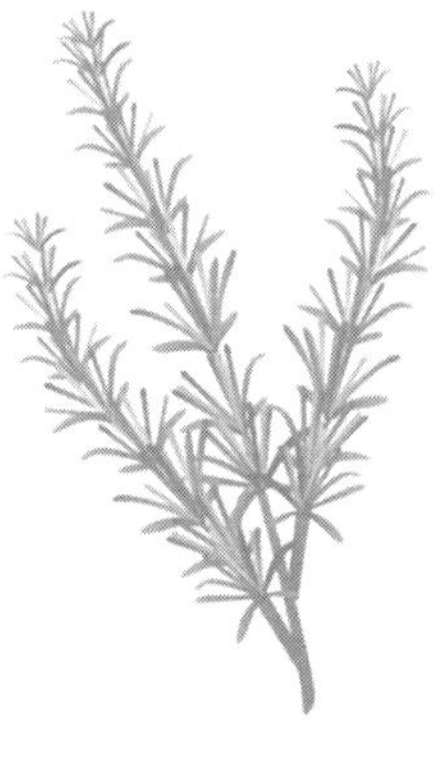

ハーブティーとの出会い

最後に、私とハーブの出会い、そしてこれまでのグリーンフラスコの経緯について御紹介したいと思います。

今ではアロマセラピーも弊社の大きな柱の一つになっていますが、私にとってこの世界に足を踏み入れることになったそもそものきっかけは、ハーブティーでした。

今からおよそ34年前（１９８０年頃）、薬科大学を卒業した私は、薬剤師として調剤薬局などに勤務していました。

その当時は、将来的には独立して自分の薬局を持つことを考えていたものの、漠然と普通の薬局では何か物足りなさを感じていました。

そんなある日、ふと目にした雑誌にハーブティーが紹介されていて、思わず「なんだろう？」と釘づけになりました。

もともと、お酒よりもコーヒーや紅茶などのソフトドリンクが好きだったこともあって、さっそくハーブティーを扱っているお店を探して購入し、それ以来自宅で楽しみながら急速にその魅力にのめりこんでいきました。

とはいうものの、当時はまだハーブそのものが入手できるお店は限られていました。東京都内では外苑前のサンクレストビルにあったティーブティック青山や、神宮前のハナダスィートくらいで、手に入れるだけでも大変でした。

ティーブティック青山は、１９６９（昭和44）年に開業し（旧称「日本緑茶振興センター」・現「日本緑茶センター株式会社」）、日本に初めてハーブティーを紹介した北島勇さんのお店で、ハナダスィートは自然食の大御所である花田美奈子さんのお店です。

そのような先見の明があったオシャレなお店に入って、ジャーマンカモミール、セージ、ローズヒップ……などと、毎回、2～3種類を10グラムずつ量り売りで購入しては、「どんな味がするんだろう？」とドキドキしながら口にしたのを覚えています。

それから間もなく、カリス成城やプランタン銀座の地下にティーブティック銀座がオープンしたように記憶しています。

ティーブティックの北島さんはクリスチャンで、童話を愛する一方、大学時代はボクサーとして活躍していたというユニークな経歴を持ち、自ら世界中に出かけて行っては現地の人々とアミーゴになり、いち早く日本にハーブを輸入していました。

その昔、ジャーマンカモミールが医薬品扱いになって、手軽に入手することができなくなってしまったことがあるのですが、その時に北島さんが当時の厚労省に通い詰めた結果、食品扱いに戻されたという武勇伝の持ち主でもあります。

また、「フラワーティ」というネーミングで、紅茶やコーヒーと並べて嗜好品の売り場で販売するなど、若い女性層にハーブ＝オシャレなイメージで普及したのも北島さんのセンスの良さを物語っています。

片や、ハナダスィート花田さんは、ご自身の病気をハーブを使ったマクロビオティックで克服されたことがあり、その後一貫して食事の大切さを啓蒙されています。

花田さんは、１９６０年代の後半にカリフォルニアで起きた自然志向の流れを受けて、ホールフードの大切さを伝えると共に、銀座「マキシム・ド・パリ」、六本木「パブ・カーディナル」、新宿「エル・フラメンコ」など、多くのレストランのプロデュースに携わった外食文化の仕掛け人として知られています（借しくも２０１３年2月に他界されました）。

ハーブに対する関心の高まり

このように、ハーブが日本に入ってくるようになったのは、ちょうど60年代に活躍したサイモン&ガーファンクルが、ヒット曲スカボロー・フェアで「パセリ・セージ・ローズマリー&タイム」と歌っていた時期と重なります。

つまり、60年代のアメリカはヒッピーに代表されるカウンターカルチャー（対抗文化）が華やかりし頃で、反戦平和、反体制、コミューン志向などの影響が徐々に日本にも影響を及ぼし始め、ハーブへの関心の高まりもそうした流れと軌を一にしていたのです。

アメリカ文化の影響は、10〜20年遅れで日本にもその波が押し寄せてきていました。

そんな中、私は調剤薬局やドラッグストアで薬剤師としての仕事を続けながら、凝り性の性格からどんどんハーブの魅力にはまっていきました。

そして、ハーブを知れば知るほど、自分の専門分野である薬学とハーブが実は非常に近いものであることに気づきました。今でこそ、薬といえば合成の医薬品を指しますが、それよりも以前、つまり医薬品がない時代には、薬とは薬草、つまりハーブのことだったのです。

例えば、風邪をひいた時に薬局などで購入するアスピリン（解熱鎮痛剤）。アスピリンは今からおよそ100年前に開発された合成医薬品ですが、その主成分はヤナギから抽出されたもので、古代インドや中国、ギリシャでもヤナギの鎮痛効果は昔からよく知られていました。

「医学の父」と呼ばれる古代ギリシャの医師ヒポクラテスも、ヤナギの樹皮を解熱・鎮痛に、葉を分娩の痛みの緩和に用いていたとされ、同じく医師のディオスコリデスも、『薬物学』の中で「セイヨウシロヤナギの葉の煎じ薬は痛風に著効がある」と述べています。

他にも、一般的にもよく知られている、ジギタリス、エフェドラ、コカ、アルファルファ等々も医薬品の原料。現在処方されている薬の約2分の1が植物の天然成分由来で、タキソールやビンクリスチンといった抗がん剤も植物が原料です。

このように、ハーブは医薬品の起源であり、薬学の歴史は薬用植物学の歴史と言っても過言ではないのです。

すなわち、薬学のルーツはハーブにあった！

この事実を知ったことが、私がグリーンフラスコを立ち上げるきっかけになったわけですが、たまにショップのお客様や講座の生徒さんから、「学生の頃からハーブが好きだったのですか？」という質問を受けることがあります。

でも正直に言うと、学生時代にはほとんど興味はなかったのです。

学生の頃は、いつも白衣の下にジャージを着て体育会活動に熱中していたので成績が悪く、ハーブに最も近い科目である生薬学の試験は大抵赤点で、当時の東邦大学生薬学教室の二階堂進先生（現在名誉教授）にいつも教室でお説教されていたくらいなので…。

そんな私が、今では学部の学生相手にハーブの講座を担当しているのだから、人生、何が幸いするかわからないものです。

ハーブティーが飲める薬局をつくりたい

さて話を戻すと、学校の勉強は苦手だった私が、卒業後大好きなハーブに取り組んでいくうちに、自然に心の中であるビジョンを描くようになりました。

それは、「薬剤師が処方箋を調剤している間に患者さんにハーブティーを飲んでもらう」という新しいスタイルの薬局をつくりたい、というものでした。

ただ医師から処方された化学薬品を出すだけではなく、白い薬の元であった緑の薬を飲んでもらうことで、患者さんがより健康に近づけるのでは⁉と思ったのです。

目指すは、ハーブティーが飲めるこれまでにない薬局！

そのためには、ハーブの知識だけでなく、喫茶技術を身につける必要があると思い、さっそく赤坂にあった喫茶技術の専門学校に通うことに決めました。

授業の内容は、前半が「コーヒー豆の見分け方」や「紅茶の等級」といった座学で、後半は「エビピラフ」や「トマト&バジルのピッザ」などの実習でした。そこでは、知識と技術が身につく上に、美味しい食事まで食べられるのですからこんなに楽しいことはありません。

私は卒業後も助手のような形で専門学校に残り、そのうちに教える側に立つことになりました。実は何を隠そう調理師免許も持っているんですが、それはこの時期に取得したものです。

また、コーヒー豆の自家焙煎のテクニックを身につけたことも後々役立ちました。今もグリーンフラスコで販売しているタンポポの根を焙煎した「タンポポコーヒー」は、初めは私がそのテクニックを活かして自分で焙煎していました。

ところが、500グラムのタンポポの根を3回に分けて焙煎するのにおよそ1時間かかるため、笑い話のようですが、売れれば売れるほど私の睡眠時間が短くなって寝不足に…。なので、結局外注して焙煎してもらうことにしました。

とはいえ、その時身につけた喫茶技術がこんな形で役に立つとは思ってなかったので、本当に人生はわからないものだと思います。

喫茶スペースのあるハーブショップへ

私が調剤薬局で経験を積む一方で、喫茶技術の専門学校に席を置くという二足のワラジ生活を続けながら、「ハーブティーが飲める薬局」づくりに向けて本格的に計画を実行するようになったのは1985年のことでした。

まず薬局を開設するには、薬事法などの法律をクリアしなければなりません。そこで私は、調剤薬局の中に喫茶スペースを設けた設計図のラフ案を持って許認可の窓口である薬務局（だったと思います）を訪ねました。

私の予想では、担当のおじさんが「へぇ～、おもしろいね。がんばりなさい！」などと言ってくれるかと思ったのですが、予想に反した展開が待っていたのです。担当のおじさんは、「薬局のまん中に壁を作って別々にすれば許可してあげる」とのたまったのです。

「あの〜、それでは単に薬屋さんと喫茶店が並んでいるだけですよ…」

そう説得する私に、おじさんは、がんとして首を縦にふりません。おじさんの論理はあくまで「前例のないものはダメ！」。一方、私は「前例がないからこそやる！」。話が噛みあうはずもなく、結局、「薬を諦める」か、それとも「喫茶を諦める」かの二者択一となり、私は「薬を諦める」方を選びました。

今思うとずいぶん大胆な選択なのですが、若気の至りとはこのことで、最終的には「喫茶スペースのあるハーブショップ」としてスタートすることになったのです。

次にお店の立地です。当時は日本でのハーブの知名度は極めて低かったので、比較的ハーブに馴染みがありそうな海外生活を経験している人や、外国人や芸能人、文化人らが多く住んでいる二子玉川周辺の世田谷区瀬田に決めました。

国道246号線と環状8号線が交差する瀬田4丁目には、当時、スポーツコネクションというバブリーなスポーツ施設があり、最新のトレーニングマシンや最先端のエアロビクススタジオを備え、キングカズなどの大物が通っていました。

そして、1985年12月12日（この日は意味があるようでまったく意味はないのですが）、めでたくお店（お茶が飲めるハーブショップ）をオープンすることができました。

社名の由来については、当時は、CI（コーポレートアイデンティティー）の手法が日本に紹介され始めていて、多摩美大の西尾忠久さんの会社であるアド・エンジニアリングとのご縁で、CIのアイデアをサポートしていただいて、グリーンフラスコに決定しました。若い層にはこのネーミングが好評でしたが、年配の方には「病院みたいでよくない」と酷評されました。

こうしてやっとショップをオープンしたものの、当時ハーブは極めてマイナーな存在だったせいか、お客さんはまったく来ませんでした。

後になってわかったのですが、「何のお店かわからなかった」との声を聞くなど、どうやらお店のイメージが伝わっていなかったのもその理由の一つだったようです。

そう言えば、中には美容室と間違えて予約を取りに来る人や、テーブルに座るなり「チャーハンください」などと中華料理店と間違う人もいて、まるで漫才のような日々でした。

電電公社の電話帳に「ハーブショップ　グリーンフラスコ」と載せてもらうように申請しても、「そんな商売はない」と言われ、仕方なく、「飲食業」の分類に掲載されるありさまでした。

飲食業界のリーダーたちと腕を競った想い出

お店のスペースは15坪、イスが15席、そのうちカウンターが5席、壁面の棚にハーブティーやハーブ関連商品を陳列しました。

ケーキ等は作るスペースも技術もなかったので、上野毛の住宅地の中にあって知る人ぞ知る存在だったパティスリーヒロアキの設楽博明さんに協力していただいて届けてもらうようにしました。ちなみに、ここのヨークシャタルトは絶品で、本物を知る人たちが遠くからわざわざ買いに来てくれました。

喫茶メニューに使う生クリームと牛乳は、縁あってレストラン業界では有名な中沢乳業さんに配達をお願いしました。

コーヒーはメニューに入れず、当時には珍しく全面禁煙にしました。考えてみれば、当時の喫茶店でコーヒーが飲めず、タバコも吸えないのですから、お客さんが来るはずがないのは当然です。

お客さんが1日に1人だけという日もありましたが、この経験によって、「お店というものは開けてさえいればお客さんがゼロという日はないんだ」ということを知ると同時に、「入ってくるお金が少なくても出ていくお金がそれ以上に少なければ簡単につぶれることはない」という真実にも気づくことができました。

さて、そんな開店休業状態に近い日々が続いていたある日、思いがけないサポートがありました。

飲食業界のオピニオンリーダーである柴田書店から、「第1回ライトメニューグランプリに出てみませんか？」という話が舞い込んできたのです。

当時はハーブのお店は数えるほどしかなく、グリーンフラスコは喫茶スペースもあったことから、柴田書店が発行している『喫茶店経営』や旭屋出版の『喫茶＆スナック』といった業界誌の取材をよく受けていたのがきっかけでした。

基本的に強度の怠け者である私は、自分がチャレンジしたい目標や締め切りといったものがないと何もやらないのですが、外部からのオファーについてはどんなに難しいことでも全て引き受けることをモットーにしていたので、このグランプリにも喜んで引き受けることに決めました。

どんなメニューで臨もうかとあれやこれやと考えた末、「シルクロードティー」というネーミングをしたスパイスミルクティーに決めました。レシピは次のとおりです。

❶中沢乳業の生クリーム60ミリリットルと牛乳140ミリリットルを混ぜます。水を一滴も加えないのがポイントです。

❷次に、ブロークンスタイル（粉砕した茶葉）のアッサム紅茶をティースプーン山盛り1杯（1TSP）とシナモン・クローブ・レモンピール（皮）の混合スパイス1TSPを加えます。リーフティーではなく、ミルクに負けないように紅茶が濃く出るブロークンスタイルのアッサム紅茶を用います。

❸これらをかき混ぜながら、弱火で時間をかけてじっくり抽出します。火が強いと混合スパイスや紅茶の風味がミルクに移る前に沸騰してしまうので、弱火でじっくり抽出するのがポイントです。

❹グツグツしてきたら火を止め、茶こしでこしながらアフタヌーンティー社製の白いカフェオレボウルに注ぎます（サービスする時は砂糖は入れない方がおいしいので、スプーンは添えず、ソーサーにカフェオレボウルを乗せたスタイルで提供します）。

❺少し置くと、乳脂肪成分が高いため、表面にうすい膜が張ります。この膜をすくい取ってからお客さんにサービスします（この作業を省略するとお客さんが飲んだ際に、うすい茶色の膜がお客さんの唇にまとわりついて、タコのようになってしまうので注意が必要です！）。

その頃には、シンセサイザーを使った喜多郎の「シルクロード」という曲が流行していて、この曲をBGMにシルクロードティーを飲むと、気分はすっかり敦煌でした。

余談ですが、実はシルクロード（絹の道）の前には、スパイスロードやハーブロードが実在していて、東西交易が活発に行われていたという話もあります。

さて、グランプリの書類審査による1次選考を無事パスし、都内のキッチンスタジオでの最終選考会に向かった私は、会場入口に並んでいる人たちの顔を見て、唖然としました。

そこにいたのは、六本木メンフィスの小林紀美子さんやイタリアのバールで修業を積んで帰国した島川正利さんなど、当時の飲食業界をリードしていた人たちばかりが集まっていたのです。

私も精一杯頑張っておいしいシルクロードティーを作りましたが、歴然としたキャリアの差はいかんともし難く、残念ながら入賞は逃しましたが、このような強豪に混じって腕を競ったことは今でも私の心の大切な宝物となっています。

瀬田店時代のすばらしき人たちとの出会い

グリーンフラスコはその後、自由が丘に移転することになるのですが、瀬田にあった頃に出会った方に、紅茶研究家の磯淵猛さんがいます。

磯淵さんは紅茶業界の人間としては異色の存在で、私とは妙にウマが合いました。当時は紅茶と言うと、英国流の気取った解説や飲み方が主流でしたが、磯淵さんの考え方は、そうした形式よりも「紅茶を楽しむこと」を何よりも重視したものでした。

私が初めて彼のティールームを訪ねた時も、アポなしで行ったにも拘らず、わざわざ時間を作って紅茶の専門知識を聞かせてもらい、さらにおいしい紅茶とスィーツをご馳走になりました。

今になって考えれば、紅茶の世界の人間でもなく、ハーブという異分野の、しかもどこの馬の骨だかわからない人間（私）によく心を開いてくれたものだと思います。磯淵さんは、その頃から自社ブランドの紅茶愛飲者と生産地を訪ねるツアーを企画していましたが、今でいうトレーサビリティーツアーと言えるでしょう。

今では紅茶の世界で押しも押されぬ第一人者ですが、紅茶そのものの品質にこだわりながらも、あくまで紅茶を楽しむ人間が主役であり、そのために楽しみ方を創造するという磯淵さんの考え方は、植物療法に取り組む者にもとても参考になるものです。

グリーンフラスコでも、ハーブの効能・効果はもちろんのこと、「一粒のスパイスから、一杯のハーブティーから世界を考える」ことをコンセプトに、人と植物との関係を歴史的、文化的に捉える作業を続けていますが、磯淵さんの著書『一杯の紅茶の世界史』（文春新書）にもそのような視点がよく出ています。

紅茶も立派なハーブであり、昔から薬として用いられてきた歴史があります。

磯淵さんとの出会いは、ハーブの奥深さと可能性を再確認させてもらった気がします。

瀬田のグリーンフラスコは、立地条件的にはさほど交通の便がよくはありませんでしたが、やっていることが珍しかったので、当時の『オレンジページ』『anan』『クレア』などの女性誌がよく取り上げてくれたため、何とか経営が成り立っていました。

当時の人気商品に、「恐竜くんのお茶」と命名した意味不明のモノがありました。中身はペパーミントティーなのですが、紙袋に入っていて、当時流行していたマンガの「グズラくん」のイラストが描いてあり、裏に「恐竜くんの朝は早い。今朝もミントで目がさめた。」という謎の文が書かれていました。

この商品がまったく売れなければ、私の人生も変わっていたと思いますが、結構よく売れてしまった（!?）ために、「人間思い込みが強ければ何とかなる！」という危険な思想が身についてしまったのです。

もう一つのヒット商品が「眠り袋」で、これはラベンダーとローズの花を10センチ四方のオーガンジーの袋に詰めたモノです。夜、寝る前に枕元に置くとよく眠れるという触れこみで1袋480円（まだ消費税のない時代）でしたが、まさに飛ぶように売れました。

そんな折、ハーブに詳しいお客さんが来られ、その方が渋谷のロフトで働かれていたことからロフトに取り継いで下さり、運よくロフトの売り場に「眠り袋」が並ぶことになりました。

そしてこれを機に、ロフトと同じ西武百貨店のグループ会社のWAVE六本木の1Fにアロマ売り場を作るため、精油などの商品供給を依頼されることになったのです。

当時のWAVE六本木といえば、地下にシアターもあり、ミュージックシーンのみならず先端的なアートの発信基地だったので、アロマセラピーの普及にとってはまたとないチャンスでした。

しかも、そこのお客さんは、精油の効果・効能よりも、クリエーターがインスピレーションを高めるために使ったり、クラブのイベントのインスタレーションで香り空間をデザインするなど、アーティスティックな使い方をしており、私にとってもとても刺激になりました。

その後、再開発の波が押し寄せてＷＡＶＥ六本木は閉館してしまいましたが、音と香りのコラボレーションという試みは私にとって貴重な体験となり、さらなる展開へと物語が進んでいったのです。

ある日、松任谷由実さんがお店に訪れて…

とある定休日（水曜日）の午後、私はお店の片づけをするために出勤して、掃除をしていました。すると、お店の前に黄色いマウンテンバイクが横付けされ、大きなマスクをした女性がお店の中に入ってきました。

「すみませんが、今日はお休みなんです」

「あ、そうですか…」

と、そのハスキーな声に私は鋭く反応しました。も、もしかして…。

何とその声の持ち主は、松任谷由実さんでした。その日以来、ご自宅からスタジオまでマウンテンバイクで通われる途中に、お店によってはハーブティーを飲みながらお買い物をしてくださるようになりました。

最初は、二子玉川の高島屋の地下にあるソニープラザで見つけたそうですが、クナイプのバスソルトを愛用され、イランイランの精油の香りとリンデンのハーブティーがお好みでした。

彼女の「ユーミッズ」というアルバムは、発売直前まで「イランイラン」の予定だったそうで、それでは誰もわからないということで変更になったとか。当時の雑誌のインタビューにも、「この香りによって心の中の開けることが難しかった引き出しを開けることができた」とコメントしていました。

優れたアーティストは時代に対する感覚が鋭いもので、当時からユーミンはアロマセラピーについて、「今はぜいたく品だけど、近い将来、社会の必需品になるだろう」と予言(!?)していて、1995年のユーミン・カトマンドゥピルグリム(巡礼)ツアーでは、音と香りのコラボレーションに興味があった私にまたとない機会を与えてくれました。

それはこのアルバムのコンセプトの香りを作ってステージの演出に使ってみようというのです! コトが進行するにつれて私は、「これはとんでもないことになったなぁ」と内心青ざめていました。プロデューサーの正隆さんによる幾度かのダメ出しの後、やっと完成した香りは、火・水・土・風の要素として、ネパールの聖なる植物であるオレンジ、サンダルウッド、ベンゾイン（安息香）、カンファー（樟）を対応させて、ブレンドしたものでした。コンサート会場の横浜アリーナに、ファン式の電動芳香器を数十台設置するというのも得難い経験でしたが、何よりも私にとっては１００人近いツアーのスタッフに交じって一つのステージを作り上げるプロセスに参加できたことが貴重な経験になりました。

今でもカトマンドゥの香りを嗅ぐと当時の様子がアリアリと蘇ります。

香りは人々の記憶に残ると共に、相手の人の心に思いを伝え、生きる力を呼び覚まします。ユーミンが予言（?）したように、アロマセラピーは今では立派に社会の必需品になっているのは、皆さんご承知のとおりです。

自由が丘に移転してから

グリーンフラスコ株式会社を設立したのが、１９８５年12月12日。それから9年ほど経って、日本で少しずつアロマセラピーが紹介されるようになった頃、ある日、瀬田店に一本の電話がかかってきました。

電話の主は、サンクスネイチャーの産みの親であるSさんで、近々、自由が丘に「自然さん、ありがとう」をコンセプトにした商業ビルを造るので出店しないか？　というお誘いでした。

「先生は自然」という当社のコンセプトとも合致していたこともあって、話はトントン拍子に進み、１９９４年9月23日にグリーンフラスコ自由が丘店をオープンしました。

サンクスネイチャーは閑静な住宅街にある西洋風の建物で、２階スペースに移転してから、新店ではアロマテラピースクールも開講。周囲の環境も良かったのですが、駅から坂道を徒歩15分ほどかかるのがやや難点でした。

その後、スクールの1期生に池田明子さんという女性がいて、彼女から、「駅の近くにある実家の1階スペースが空いているのでどうですか？」とお声掛けいただき、さらにそのビルにセミナールームをつくってフィトセラピーを広めて行こうという話になりました。

そんなこんなで、ソフィアフィトセラピーカレッジの開設に伴って池田さんとの共同代表を務めることになり、２００５年に自由が丘駅の反対側に引っ越しをすることに…。

後から池田さんはかの有名な「夢芝居」で知られる梅沢富美男さんの奥様と知り、びっくりしましたが、池田さんご本人は臨床検査技師で、病院の勤務中にホリスティック医学に興味を持ち、アーユルヴェーダや心理学などを幅広く学んでいて、ハーブを通じた奇しき縁の不思議さを感じています。

こうして、グリーンフラスコは現在の自由が丘店に移ってからも、「世界中から信頼できる商品のみを専門的な視点で選択し、お客様に自信をもって提供する」というコンセプトは今も変わらず、ご来店の皆様に、気軽にハーブ療法やアロマテラピーを生活に取り入れていただけるよう、スタッフ1人1人がアドバイスをさせてもらっています。

途中、バブル経済が崩壊するなど、山あり谷ありの中、今日まで何とかやって来られたのは、自然の恵みを生かした「緑の医学」（植物療法）を核とした、さまざまな人との出会いによって、グリーンフラスコ研究所の開設（2001年10月）、ソフィアフィトセラピーカレッジの開設（2006年4月）、ヘルスリゾート研究所の開設（2010年7月）等々の新たな取り組みにチャレンジしてきたからではないかと自負しています。

こうした活動を維持・継続して来られたのは、「緑の医学」の普及に理解と賛同を示して下さっているお客様をはじめ、セミナーの受講生や講師陣、仕事上のつながりのあるすべての方々のおかげであり、今後も「多様性を認める視点」「ホリスティックな視点」「エコロジカルな視点」の3つを見失うことなく、質の高い商品や情報を幅広く提供していきたいと思っています。

ホリスティック人脈

前述した通り、ひょんなことから始まったグリーンフラスコが30年近くも継続してこられたのは、ひとえに全国のお客様や関係者の皆様のご支援によるものです。

ここで、改めてグリーンフラスコを支えてくださっている方々（勝手ながら「緑の仲間」と呼ばせていただきます）との出会いを簡単にふり返ってみたいと思います（記憶が正確ではないかもしれませんが、どうかその点はご容赦ください）。

グリーンフラスコが開店して間もないある日、当時は瀬田にあった直営店に日本ホリスティック医学協会の設立メンバーである降矢英成さんが「シンポジウムの広告を出さないか？」と訪ねてきました。

「広告を取りに来るお医者さんて珍しいな…」と言うのが当時の正直な感想でしたが、これがホリスティック医学との出会いでした。

ホリスティック医学協会（略してホリ協）では、ホリスティック医学の大御所である帯津良一先生や日本に「ホリスティック」という概念を紹介した上野圭一さん、アーユルヴェーダの上馬場和夫先生やアントロポゾフィー医学の浦尾弥須子先生、温泉療法やへルスリゾートメディスンの第一人者である阿岸祐幸先生との出会いがあり、また名古屋でホリスティック医学を実践する恒川洋先生とは体育会同志で妙にウマが合い、仲良くさせていただいています。

アロマやハーブに取り組んですぐにホリスティックという概念や視点を知ったことは、とても大きな財産になっています。また、ホリスティック医学協会を通じてアンドルー・ワイル博士の存在を知りましたが、彼が統合医療の世界的なリーダーであると共にメディカルハーブの専門家でもあることが、この道を進む上で大きなあと押しになりました。

日本ホリスティック医学協会の関西支部長で緩和ケアに取り組む黒丸尊治さんとは、東京タワーの真下にある芝中学・芝高校の同級生で、不思議なご縁を感じています。

バッチ博士の花療法の第一人者である林サオダさんともホリ協で出会い、今でもときおり「怪しい話」をしています。

ワイル博士のプログラムをわが国で初めて修了した山本竜隆さんとは、グリーンフラスコが彼の出身校である聖マリアンナ医科大学と共同研究をしていたことから出会いがあり、仕事でもご一緒させていただいています。

アロマセラピーの関係では、世界で初めて感覚系（嗅覚）と免疫系のクロストークを実証した久留米大学名誉教授の横山三男先生（故人）と、メディカルハーブの可能性にも理解を示してくださっている京都府立医大名誉教授の今西二郎先生にはたびたびご指導をいただいています。

アロマセラピーを科学の土俵に乗せられた鳥居鎮夫先生や、抗菌アロマセラピーという独自の領域を開拓した井上重治先生（故人）とのお付き合いも忘れられない思い出です。国立健康・栄養研究所の前理事長である渡邊昌先生には、フィトケミカル（植物化学成分）の可能性を早い時期から認めていただき、勇気づけていただきました。

グリーン人脈

グリーンフラスコは開店当初から珍しいモノを扱っていたので、お客様への小売の他に、専門店から卸売の引き合いをいただくこともよくありました。エコロジーショップの元祖である御茶の水ＧＡＩＡの日野雄策さんにもお声をかけていただき、スタッフの東さん、それにのちのアースガーデンの南兵衛さんとも出会えました。

今では珍しくない「動物実験をしていない化粧品」の輸入や製造にチャレンジしてい

たミス・アプリコットの天野幸さん、動物福祉に一生を捧げた野上ふさ子さん、のちに動物実験をしないで獣医の資格を得たなかのまきこさんとの出会いもありました。

食の分野ではカリフォルニアで本場のホールフードを学んで帰国したナカムラタカコさん、ヘンプ美容の塩田恵さん、衣料ではネパールのヘンプ製品を輸入していた遠藤昭一さんから海外の情報を教えていただきました。遠藤さんとはその後、ニューヨークやバークレーにパーマカルチャーやコミュニティーガーデンの視察に行きました。

フェアトレードを世に広めたサフィア・ミニーさんのご自宅兼事務所が当時は上野毛にあったので、ちょくちょくお邪魔しました。

ある日、「ホピの予言」の監督である宮田雪さん（故人）が瀬田のお店をたずねて来てくださったこともありました。

ペルーやアマゾン関連では、シャーマンのパブロ・アマリンゴ氏が地域の子供たちのために始めた絵画学校を支援していた写真家の永武ひかるさんやインカインチ（アマゾングリーンナッツ）のアグロフォレストリー栽培にチャレンジしていた大橋則久さんとの出会いがありました。

バリ島のガムラン演奏のカリスマである皆川厚一さんご夫妻とは、しばしば「音と香り」のコラボイベントをご一緒させていただいています。

国内では、2011年に環境未来都市に選ばれた北海道下川町の森林組合との出会いがJ-aroma（国産精油）第1号となる「FSC認証北海道モミ精油」の開発につながりました。当時の担当者の陣内雄さんは芸大建築科卒のミュージシャンで、奈須憲一郎さんは日本森林療法協会の設立に関わることになりました。

離島の振興策の成功事例でよく取り上げられる島根県の海士町《あま》とは、島で生産した海塩（海士乃塩）にハーブを混ぜてハーブソルトを作るというアイデアでコラボしました。当時の担当者の田中浩司さんは宗教学者でレヴィ＝ストロースの研究者という変わり種でした。

かつて「精神世界専門書店」として青山一丁目にひっそりとオープンしたブッククラブ回のマネージャーの河田留奈さんは書店であるにも関わらず、初めからグリーンフラスコの精油を品揃えに加えてくださいました。

以上、便宜上「ホリスティック人脈」と「グリーン人脈」を分けて記載しましたが、当然のことながら「ホリスティック志向」と「グリーン志向」は重なり合います。

その原点は、現実の社会問題や社会が抱える矛盾にただ反対を唱えるのではなく、前向きな代替案を提示しようとする姿勢です。

一例をあげると、統合医療のアンドルー・ワイル博士や米国最大のメディカルハーブの団体であるＡＢＣ（アメリカン・ボタニカル・カウンシル）のマーク・ブルーメンタール会長、それにアロマセラピーを世に送り出した英国のロバート・ティスランド氏などは多かれ少なかれ60年代のカウンターカルチャー（対抗文化）の洗礼を受け、それを起点に活動を始めています。

わが国のホリスティック医学や統合医療の関係者には、そうした「オルタナティブの遺伝子」を内包した人材が少ないのが弱点と言えます。

私は１９９１年に青森県の六ヶ所村で開催された「いのちの祭り」に降矢英成さんと一緒に参加し、ティピを模したテントで「ホリスティック医学」や「代替医療」のレクチャーを行いました。

しかし最近では、若者の間では「野外フェス」が人気で（それはそれでけっこうなことですが）、「いのちの祭り」のようなカルチャーや思想は残念ながら継承されてはいないようです。

一方、欧米では、草の根の社会運動にアーティストやミュージシャンが参加し、大きなムーブメントを形成するスタイルがあり、人々の社会意識の高さを感じさせます。

今後、わが国の「グリーン潮流」がより大きく、力強いうねりとなるには、多様な領域の多様な人材がネットワークを組めるかどうかにかかっているように思います。

生物多様性と同じように、文化多様性を保持していくのは、多様な人々による有機的な関係性が不可欠だからです。

ここで再度、「グリーン潮流」の基盤となる「緑の医学」の可能性を確認するために、2004年に東京で行われた国際統合医療専門家会議でのアンドルー・ワイル博士の次のスピーチを胸に刻んでおきたいと思います。

『1960年代後半は自然療法やハーブ療法に初めて人々が目を向け始めた時期ですが、60年代後半以降、消費者を中心とした意識は着実に育ちつつあります。

そして現在、米国では主流の動きになっています。米国人の半数以上がこうした代替療法を利用し、その額は西洋医学に投下するお金の額を上回っています。

これは、ここ40年以上に渡って深いところで起きている社会的・文化的変化であり、米国だけでなく多くの国において、さまざまな段階で起きていることであり、こうした潮流を見逃すのは惜しいことだと思います』

本書でご紹介させていただいた「緑の仲間たち」は、まさにグリーン潮流の渦を巻き起こしている開拓者です。

そして、60年代後半に創られたサイモン&ガーファンクルの名作「スカボロ・フェア」に登場するあの有名なフレーズ「パセリ、セージ、ローズマリー&タイム」は、ハーブが「異議申し立て」の記号であることを示しており、それは通奏低音のように現在まで響き続けている…。

今一度それを思い起こしながら、これからも「緑の仲間たち」と共に、スカボロ・フェアを口ずさんでいきたいと思っています。

グリーンフラスコ情報

●ホームページ
http://www.greenflask.com

●自由が丘直営店
〒158-0083
東京都世田谷区奥沢 5-41-12　ソフィアビル 1F
Tel 03-5483-7565　Fax 03-5483-7566
E-mail　shop@greenflask.com

●オンラインショッピング
http://shop.greenflask.com

●カタログ通販（通販カタログをご希望の方はこちら）
Tel 03-5729-1660　Fax 03-5729-1661
E-mail：c_order@greenflask.com

●セミナーはこちら
〒158-0083
東京都世田谷区奥沢 5-23-16
自由が丘第 2 バロンズコート 104 号室
Tel 03-5731-1340 ・03-5731-1648
Fax 03-5731-1341

エピローグ

本書は、ハーブやアロマセラピー、自然療法等に関心のある方々の、特に男性読者を意識して書き下ろしたものです。

その理由は、これまで出版してきた私の著作は主に女性読者の方々が多く、ぜひ多くの男性諸氏にもハーブの魅力や可能性について知っていただきたいということと、以前そのような意図で出版した本、『からだの自然治癒力をひきだす「緑の医学」』（サンマーク出版）があいにく絶版となっていて、いつかそれに代わる新刊本を出したいという希望があったからです。

『からだの……「緑の医学」』は、今から12年前に出版した本ですが、メディカルハーブやアロマセラピーの効能だけでなく、「緑の医学」の概念や哲学などをできるだけわかりやすく書いたことから、コアな読者に意外にも（⁉）評判がよく、再版を期待する声も多かったので、このたび紆余曲折を経ながらも本書を出版できたことは、大変嬉しく思います。

この場をお借りして、出版の労を取ってくださった株式会社東京堂出版の皆様をはじめ、編集者の上田京子さん、並びに関係各位の皆様に改めて深く御礼申し上げます。

ところで、書名に関して、当初は『「緑の医学」とグリーン潮流』という案もあったのですが、グリーン潮流という言葉がわかりにくいのではとのことから、現在の書名に落ち着きました。

もしかしたら、Part6・7などでご紹介した「緑の時代」に向けて新しい生き方を志向している人たちについては、これまでの私の著書を読んでくださっている方や植物療法を始めて間もない方々には、あまり馴染みがなかったかもしれません。

しかし、お読みいただければおわかりのように、「緑の医学」に賛同してくださっている方々はもちろん、自然と共生する生き方に共感し、広い意味で「緑の時代」の創造につながる取り組みに関わっている方々はすべてグリーン潮流の担い手であると私は感じています。

また、そのような視点を持って社会的な問題にも目を向け、分野横断的なネットワークを構築していくことが、ひいては、植物療法を守り、育て、より身近な生活文化として一般社会に定着させることにつながると思います。

おそらく、読者の皆さんも、それぞれにすばらしい〝森のギフト〟を手にされ、多様なみどりのチカラを実感されていることでしょう。

さまざまな分野でホリスティックな取り組みが求められている今こそ、植物力のすばらしさを知っている人たちが、少しだけ勇気を出して外に向かって声を発し、横のつながりを深めていくことによって、やがてそれが〝人の森〟の礎となり、心身共に健康な暮らし、そして本当に豊かで平和な森のような社会が訪れる…。一見夢のような話かもしれませんが、ピンチは同時にチャンスでもあり、特に今の若い世代たちの環境意識の高まりを考えると、決してそれは夢物語ではないと思います。

間もなく30周年を迎えるグリーンフラスコも、先生である自然に対して尊敬と感謝を忘れずに、これまでも、そしてこれからも、人の森づくり、社会の森づくりの礎とならんことを改めて祈念し、「緑の医学」のさらなる普及と発展に向けて、皆さんと共に歩んでいきたいと心より願っています。

著者　林　真一郎

●著者プロフィール

林 真一郎（はやし　しんいちろう）

薬剤師・臨床検査技師、グリーンフラスコ株式会社代表、東邦大学薬学部客員講師、静岡県立大学大学院非常勤講師、日本赤十字看護大学大学院非常勤講師、ソフィアフィトセラピーカレッジ共同代表。
東邦大学薬学部薬学科卒業。1985年グリーンフラスコ株式会社設立。医師・鍼灸マッサージ師・助産師・薬剤師などとネットワークを作り、情報交換を行いながらホリスティック医学としてのアロマテラピーやハーブ療法の普及に取り組んでいる。著書に『アロマテラピー ハーブ バッチフラワー LESSON』（主婦の友社）、『ハーブと精油の基本事典』（池田書店）、『カラダを元気にするハーブ&野菜』（日東書院）、『ファーマシューティカルアロマセラピー&メディカルハーブ』（南山堂）、『アロマテラピーの事典』、『メディカルハーブの事典』（共に東京堂出版）他。

植物力をくらしに活かす「緑の医学」

2014年11月25日　初版印刷
2014年12月10日　初版発行

著　者　林 真一郎
編集協力　小笠原 英晃
発行者　小林 悠一
印刷・製本　亜細亜印刷 株式会社
発行所　株式会社 東京堂出版
http://www.tokyodoshuppan.com/
〒101-0051
東京都千代田区神田神保町1-17
TEL 03-3233-3741　振替 00130-7-270

ISBN 978-4-490-20887-0 C0047